护理学理论与康复实践研究

唐芝翔 等 著

汕頭大學出版社

图书在版编目（CIP）数据

护理学理论与康复实践研究 / 唐芝翔等著． -- 汕头：
汕头大学出版社，2023.3
ISBN 978-7-5658-4985-5

Ⅰ．①护… Ⅱ．①唐… Ⅲ．①护理学－研究②康复医
学－研究 Ⅳ．①R47②R49

中国国家版本馆CIP数据核字（2023）第056619号

护理学理论与康复实践研究
HULIXUE LILUN YU KANGFU SHIJIAN YANJIU

作　　者：唐芝翔　等
责任编辑：黄洁玲
责任技编：黄东生
封面设计：刘梦杏
出版发行：汕头大学出版社
　　　　　广东省汕头市大学路 243 号汕头大学校园内　邮政编码：515063
电　　话：0754-82904613
印　　刷：廊坊市海涛印刷有限公司
开　　本：710mm×1000mm　1/16
印　　张：12.25
字　　数：208 千字
版　　次：2023 年 3 月第 1 版
印　　次：2023 年 5 月第 1 次印刷
定　　价：128.00 元
ISBN 978-7-5658-4985-5

前 言

护理是一门研究如何诊断和处理人类对存在的或潜在的健康问题反应的学科。随着医学科技的进步与发展，生活水平的提高，人们对医护服务的要求也不断提升。对护理学科的发展而言，正是机遇与挑战并存的时刻。护理学的相关理论基础以及更多人性化的护理方法技术层出不穷，目的则是为了更好地服务患者。为了让广大护理人员和康复人员能够学习到更多先进的护理与康复理念、内容、技术，更好地培养康复与护理专科人才，指导临床康复与护理工作，方便读者查阅，我们组织了临床经验丰富的护理人员写了本书。本书力求简洁，康复与护理理论和临床实践紧密结合。

本书内容包括护理理论概述、护理相关理论、护理模式、成人常见疾病康复和小儿常见疾病康复。本书内容重点强调临床实用性，强化了常见专科疾病的护理与康复内容，重点突出，具有很强的指导性。本书主要作为临床护理人员与康复人员的参考用书。

由于作者水平有限，本书难免存在不足及疏漏之处，敬请读者不吝指正，以便进一步修订和完善。

目 录
CONTENTS

第一章　护理理论概述

第一节　护理学的科学本质

一、对护理学科学本质的概念界定

在世纪之交，经历了全球性的卫生保健体制的变革，医疗成本效益核算日益受到重视，专业护理服务所具有的低成本、高效益的特征日益显现。什么是护理学，这一护理学界争论的重要问题也日益成为全球公共卫生所思考的焦点。

下面是各国护理学学者提出的代表性观点。

（一）John Daly博士

护理学是一个包含范式、框架和理论等可认识的、不连续的知识体。这一知识体的结构是由相互关联的护理范式所决定的，这些范式提供了用以解释各种人与世界的相互关系、健康及护理范畴内的主要现象的路径，护理学作为一个知识体系还处在不断发展完善中。

（二）Gail J Mitchell博士

护理学是由若干严格挑选出来的信念和价值观所构建的独特的理论结构，这些理论结构的存在是为了给护理的实践和研究活动提供方向和方法指导。护理理论能够习得，但要理解一个理论对人类的贡献，就必须要把它作为一种人与人交流的方式来经历和体验。只有通过护士与护理对象或研究者与研究对象的交往，才能判断理论是否有意义。

（三）Brian Millar博士

护理学是由护士就"人健康环境"的关系提出问题并开展研究而发展形成的知识体系。

（四）Renzo Zanotti博士

护理学的目标就是在一般规律的指导下，对有关照护、健康以及人的自主性等问题提出的各种不同的解释。

（五）Teruko Takahashi博士

护理学是一门独特的人文科学，重点关注与人类健康相关的现象。与医学等自然科学不同，护理学关注的是每个人的生活质量。因此护理学不是研究基于因果关系的健康现象，而是从卫生保健、消费者的观点来研究作为生命体验的健康相关科学。

（六）Ania M.L.Willman

护理学作为一门科学由实践和理论两部分组成。促进人类健康及其目标达成的过程是其实践性部分，而关于护理和健康相关的研究则是其理论部分。

（七）Elizabeth Ann Manhart Barrett

护理学是想象和创造性地运用护理学知识来描述与护理相关的独特现象，理解人类与环境的整体性、独立性的关系的科学。

（八）William K.Cody

护理科学与护理学科不同，护理学科需要知识和方法，而护理科学的本质是学术性学科，没有学术性，就没有护理学，而仅仅是照顾。作为一门科学，护理的丰富性是通过提供能有效指导实践的最前沿的哲学和理论以及一个描述以实践为基础的护理理论的不断发展的文献体系而得到证明的。

以上来自世界各国的护理学学者们对护理学科学本质的描述，虽各有特点，但都一致认同：护理学是一门独特、独立的科学知识体系，是能够解释和说明人、社会、环境和健康之间的相互关系，并能指导和促进护理实践发展的科学知识体系。

二、对护理学科学本质的认识

要认识护理科学的本质，首先应认识科学的本质。科学就其本质而言，是人类对所观察或所经历的各种现象进行的合理解释或说明。为了使对现象的解释和说明更具可靠性、准确性和预见性，人们应用了逻辑、数学以及实验等方法，形成了可被验证的系统的知识体系，这就是科学。同时由于自然界和人类社会的复杂性、无限性以及人类认识的有限性，需要人们不断地进行科学探索才能逐步认识自然和社会运行的规律。因此，科学不仅是系统化的知识体系，同时也是一种不断发展和自我矫正的探究过程。

护理科学的本质是护理工作者通过评估护理对象本身和他们所处的环境，发现问题并发展解决这些问题的方法和实践后，形成的对与护理有关的现象的合理解释和说明。这些解释和说明反映了护理学的研究者和实践者对护理学的学科性质的基本认识，并继续随着他们在学术上的探究和在实践方面的应用逐步走向进步和完善。就当前的护理学基本理论和实践研究水平而言，护理科学的本质属性有以下四个方面的特征。

（一）护理学是关于人的科学

护理学是关于人的科学，表现为护理学具有与其他有关人的科学的同样特征。

1.护理学的研究对象

护理学的研究对象定位为整体人，包括了个体人的整体性和群体人的整体性。因此，护理学的理论研究和实践研究都提倡从人的整体性出发，去理解其中的个别现象。

2.护理学注重基于经验的理解

作为知识形成和习得的重要渠道，强调学科中经验性知识的重要性。

3.护理学将看到的和观察到的真实情境中的材料作为证据开展研究

这些证据包括了对现象的反应、符号（文字）、事件或情境，护理学通过描述并简化这些条件、情境、行为和事件相关的具体材料来探究其背后的意义。

4.护理学知识的构建需要通过验证得以完成

和任何学科一样，在从经验发展到知识的过程中，护理学不仅注重发展知识和建构知识，而且强调这些知识必须通过各种适合的科学方法加以验证。

综上，护理学作为一门关于人的科学，关心的是人类的经验，特别是人类处理健康和疾病相关问题的经验。由于这些经验和历史、政治、社会结构、文化等因素息息相关，护理学注重研究在真实世界中这些经验是怎样影响人的健康行为和人是如何做出反应的，这也注定了护理学是一门实践性很强的学科。

（二）护理学是实践导向的科学

护理学产生于为已经存在或有潜在健康问题的人提供照护的实践中，是源于实践的科学。体现以下特征。

1.护理学需要通过发展基础性知识和应用性知识达成实践目标

基础性知识是理解与护理学的目标和使命有关的一些基本现象的知识，如妇女、老人、低教育水平等特定的人群是怎样寻求帮助的？人类是如何维持疾病和健康的平衡关系的？人们对病痛、侵入性干预、住院等事件影响的反应模式有哪些不同？应用性知识则是那些能够为解释和处理与健康有关的现象提供指导的知识。如如何促进舒适、如何帮助患者入眠等，这两类知识是护理学作为实践性学科的基础。发展护理学知识是为了理解人们对护理的需求和学习如何为人们提供更好的照护。而照护的过程和护理人员在照护过程中所发现的问题又成为新的护理知识的生长点。

2.护理学是在特定机构中提供的不间断实践服务

护理人员总是在一定的机构中，为服务对象提供24小时不间断的护理。在这个过程中，护理人员需要了解服务对象日常生活过程和生活模式，这样才可能更好地理解服务对象的生活经验和健康需求，更好地把护理学的知识和服务对象的需求结合起来。无论是在医院、社区还是在家庭，护理人员常会遭遇一些其他专业不太会碰到的困难和挑战，需要她们以更具创造性的方式去解决所遇到的问题，例如社区护士就需要采取更加积极灵活的方式去了解她们的服务对象在不同于医院的环境中对健康和疾病的反应等。

综上，护理人员在实践中收集人们对疾病和健康反应的信息，监护和促进健康，帮助人们学会自我照护，提升人们应用健康资源的能力，在这个实践导向的过程中，护理人员获得了对护理对象及其护理活动的更深刻、更准确的理解，护理学科也经历着不断从实践上升到理论，再用理论指导实践的知识形成和学科发展的循环。

（三）护理学是照护的科学

照护是护理学的重要组成部分。许多护理理论家认为照护是护理的基本道德价值观，是一种治疗性干预，其本质是护患关系。文献显示，照护具有如下特征。

（1）照护应根据照护对象的特性，给予其身体的、心理的和文化的全面照顾。

（2）照护是一种道德责任，而道德责任是所有护理干预、护理评价和护理行为的意义基础。

（3）照护是一种可通过同情、移情理解、奉献精神等证明的情感影响。

其中，Gendron的观点较有新意。她把照护比喻为把护理内容编制成一个结构体，这个结构体系建立在以科学事实为基础的知识和概念框架上，融入了护理技术、护理干预和相关政策。所有的这些都应该以堪称艺术的方式创造性地给予患者。为了使这些护理活动与护理对象的需求吻合，护士应该懂得怎样与护理对象同步，并且自知在什么时候达到了同步。这种同步，也称同理，指护士能与护理对象同时感知到护理对象心中想的问题、没有说出来的内心语言等。学科发展的挑战不仅仅是提供照护活动需要的理论知识，而且还在于培养有能力建立与照护对象同步关系、具有同理心的护理工作者。

（四）护理学是健康导向的科学

护理指向健康的定位并不是新鲜观点，它始于Nightingale的著作。Nightingale护士的工作界定为维持健康或恢复个体的健康状态。健康是一个理念，它确定了护士在评估、制订干预计划、评价干预的效果时，应该考虑些什么问题。Moch提出了一个在当时具有争议性的观点，即疾病状态中的健康，例如，癌症患者经过治疗后，在癌症的控制期，他们是否可以称之为处于健康状态呢？在这方面，很多有造诣的护理理论家都鼓励护士去帮助患者通过自己的疾病经历发现有价值的东西。现代护理理论也更趋于支持"内在健康"的观点，即通过护理过程，护士揭示护理对象内在的健康力量，并把这些健康力量动员起来，利用一切可利用的资源，使护理对象能够不受病痛伤害，或者能够与伤病作斗争。

第二节　护理理论的基本术语和范畴

任何学科都蕴含着理论，用以解释该学科范围内的现象，建构该学科的知识体系。所谓科学理论就是对某种经验现象或事实的科学界说和系统解释。一个学科的合理性就基于其产生理论和应用理论的能力。护理学作为一门年轻的学科，除了引进其他学科的理论外，也在努力建构自己的理论体系，以便能够科学地解说和系统地解释学科领域内的现象、事实和关系，提供护理干预措施的框架和预测护理活动的结果。理论建构和发展是拓展护理学科知识范畴、提升护理学科科学性和专业性必不可少的过程。护理理论体系是由特定的科学概念、科学原理以及对这些科学概念、科学原理的严密论证所组成的知识体系。

一、护理理论的基本术语

（一）范畴

范畴是一门学科的观点和领域或范围。包括一个学科主要的价值观和信念、核心概念、关注的现象、中心问题和学科方法等。

（二）现象

现象是可观察或体验到的事实的反映。一个学科范围内的现象反映的是这个学科的范畴。现象是用来描述或表明一些事件、过程、情境的观点的术语。例如，人们常说看到、听到、闻到，这说明现象是由可感觉的事实来说明或描述的。

（三）概念

概念是对单一或一组现象的简洁描述。概念是人类思维形式最基本的组成单位，是构成命题、推理的要素。人类对周围世界的认识成果通过概念加以总结和概括，而后形成理论。因此，概念是构成理论的基本要素。

根据概念所代表的事物在现实世界中能被观察的程度，可以将概念分为3类。

1.经验性概念

经验性概念指那些可以通过感官观察或体验到的事物，如听诊器、照明灯等。

2.推理性概念

推理性概念指那些可以间接观察到的事物，如体温、血压等。

3.抽象性概念

抽象性概念指不能被观察到的事物，如期盼、适应等。

概念有两个基本的逻辑特征：内涵和外延。概念的内涵是指概念所反映的事物的特性或本质，概念的外延是指反映概念中特性或本质的一类事物。如商品这个概念的内涵是为交换而生产的产品，外延是指古今中外的、各种性质的、各种用途的、在人们之间进行交换的产品。

（四）命题

命题是对一个概念或几个概念之间关系的陈述，分为非关联性命题和关联性命题。非关联性命题是对概念的定义或描述，当揭示某一概念的含义时称结构性定义，当说明如何观测或测量某一概念时，称操作性定义。关联性命题则说明两个及两个以上概念之间的相关或联系。

（五）元范式

元范式是指定义了某一学科集中关注现象的广泛性概念和能描述概念间关系的广泛性命题。目前得到广泛认同的护理学元范式是人、环境、健康和护理四个核心概念。

（六）哲学

哲学是指围绕关于某一学科主要关注现象的本体论叙述，及如何认知这些现象的认识论和学科领域内人员价值观的伦理道德论。

（七）概念模式

概念模式是指一系列能描述某一学科集中关注现象的相对抽象和广泛的概念以及概念与概念之间的关系命题。这些概念以及命题构成了概念模式。

（八）理论

理论是对基于概念模式中具象而来的一个或多个相对具体和特定的概念以及概念间相对具体和特定的关系的组织化、逻辑化和系统化的集中描述。

二、护理学知识的范畴

（一）范畴

所有的学科都是围绕一定的知识领域而形成的。范畴就像一块领土，它有理论和实践的边界。实践的边界反映了从事这个理论范畴内的研究的成员们当前对学科有重要意义的问题的研究兴趣之所在；理论的边界则是由学科成员们打算进行探索的想象性问题构筑而成。一个范畴的某些相对稳定的核心部分往往是学科成员最关心和感兴趣的部分，而其他方面则相对阅读笔记易变。例如人们过去讨论护理对象这个概念时，仅限于住院患者，而现在已经扩展到健康的人。同理，目前被界定为最佳的护理策略今后也许会发生变化。

（二）护理学范畴

当我们以研究和分析的态度探讨护理学时，就不难发现护理学实质上是一个有其独特理论和明确范畴的学科。当代科学发展的一个重要现象就是一些学科的知识体系和关心的问题常常是和其他学科相互交叉的。护理学的范畴是围绕护理实践的知识，这些知识是建立在哲学、历史、先前的实践、研究发现、理论和思想脉络的基础上的。护理学范畴包含4大核心部分：①护理领域的主要概念和问题；②评估、诊断和干预过程；③用于评估、诊断和干预的工具；④最切合护理学知识的研究设计和方法学。前3项构成护理学范畴的理论边界，而科研设计和方法学则是从护理学的哲理中衍生发展而来，并能补充与学科核心概念、问题、学科目的有关的理论发展所需要的知识。研究设计和研究方法也有助于确定和发展护理学范畴的组成成分。由此可见，护理理论是护理范畴的一个组成成分，能提供给护理人员关于护理和护理现象的不同观点。

第三节　护理理论的基本结构

一、护理理论的结构能级及元范式

（一）护理理论的结构能级

根据护理学知识的抽象水平，护理理论的结构能级可分为元范式、哲学、概念模式和理论。这些特定的概念和命题构成了护理学独特的学科知识体系，这也正是护理学区别于其他学科之所在。

（二）元范式

元范式是护理理论结构体系中最抽象的一级，指定义了某一学科领域内现象的广泛性概念以及描述概念间关系的广泛性命题，是某一学科的普遍共识。元范式具有高度概括的特点，故而其对具体活动，如护理实践和护理研究等缺乏明确的指导性。它的功能在于总结概括学科和社会任务，帮助学科内人员界定关注领域的界限，其表达体现了学科的统一性和一致性，并使该学科领域内的人员得以向其他学科以及社会公众解释该学科的本质。也就是说，根据元范式中特定的概念和命题，我们可以回答该学科解释了什么，没有解释什么，集中研究了什么以及为什么要研究这些。

在护理学科历史上，元范式这一概念的引进可追溯到19世纪70年代末。自1996年Rawnsley提出"护理作为一门科学应当捍卫自己的学科地位"后，众多护理学家纷纷提出代表各自观点的护理元范式。这些学者中，Fawcett最初提出护理的四个核心单元，即人、环境、健康和护理，后在她的论文《护理元范式：现状和完善》里正式将其作为元范式的核心概念。此后，不同的护理理论学家从不同的观点出发，对4个概念的内涵和外延、相互的作用进行不同的阐释。可以预见的是，随着护理学科的不断发展，对元范式中概念和命题的修改和补充也将持续进行。2005年Fawcett再次发表并完善她的观点，认为护理元范式由4个概念和4个关系命题，即人与健康、健康与环境、护理和人以及人、健康、环境之间的关系组成。

随着当代世界观的变化和护理学知识的发展，目前护理学界有不少学者认为仅由人、环境、健康、护理4个概念组成的护理学元范式过于局限，提出护理学知识领域应包括转变、相互作用、护理程序、护理疗法等重要概念。事实上，自元范式这一概念被引入护理领域以来，关于它的争论就一直没有停止，不同的学者持有不同的立场。"护理元范式对护理学科有什么具体的价值和意义？"Brodie提出这个疑问，至今仍未有明确答案。Rawnsley指出"尽管范式这个词几乎很难在护理领域消失，但是我们应尽可能弱化范式在护理科学性上的神话色彩"；而2010年Kim为护理元范式提出一个强有力的支持性论据，她指出护理元范式是护理专业学科公开阐述其特殊的科学本质，从而区别于其他自然、社会、人文科学的手段，她还指出护理元范式保持公开透明的必要性，因为这是指导护理发展的基础。

二、哲学

（一）哲学的功能

哲学是学科结构体系中的重要元素，它的功能在于向学科领域内人员及大众解释该学科关于存在的本质、知识、道德、原因和终极目标的信仰和价值。

（二）护理哲学

护理哲学意在尝试回答"什么是护理？"以及"护理为什么对人类很重要？"。Alligood认为哲学能很好地通过推理和逻辑演绎表达出护理及其现象的意义，护理哲学尤其能够阐释护理本体论、护理现象的认识论和护理操作、护理实践、护理实践人员性格的伦理道德论。其中护理本体论叙述了什么是"人、环境、健康和护理"，伦理道德论是本体论的外延，指导本体论的发展方向。在护理领域内被广泛熟知和应用的护理哲学包括Nightingale的环境学说、Watson的人文关怀科学以及Benner的进阶学说等。

三、概念模式

在专业术语上，有许多词表达与概念模式相同的含义，包括概念框架、概念体系、范式和学科基质等。概念模式源于学者的观察和直觉或针对某一问题的想法的创造性推论，即是对特定观察内容的归纳以及特殊情境的推论。如Orem的自护模式中的内容多产生于护理实践情境中的固有元素和关系，而Levine的守恒模式源于对所有领域中的对护理程序发展有利的想法的推论。

概念模式中的概念较为抽象和广泛，也不局限于某一特定的个体、群体、情景或事件，因此难以在真实世界中直接观测。如Roy的适应系统可以指个体、家庭、群体、社区乃至社会等几个不同类型和等级的系统。同样地，概念模式中的命题也无法直接进行观测或检验。概念模式中的概念通常为结构性定义，且较为宽泛，操作性定义一般不在概念模式中出现。关联性命题也以相对抽象且泛泛的形式呈现，如Roy的适应模式中提到"作为一种刺激，适应水平的变化会影响个体或群体在某种情况下的应对能力"。

（一）概念模式的功能

概念模式主要有三大功能：第一，概念模式为抽象且广泛的现象和现象间关系的组织化和形象化提供框架。每个概念模式都会提出一个独特的"参照系"，指出应如何观察和解释该学科所关注的现象。不同概念模式中会涉及元范式提出的所有概念，但其对这些概念的定义和诠释不尽相同。第二，概念模式提供看待学科现象不同的可选择视角。具体来说，概念模式着重关注学科中的某一现象，而忽略其他现象。如Neuman的系统模式关注对应激的不同反应，而Orem的自护模式强调提高个体的自护能力，其聚焦点互不重叠。此外，不同的概念模式对元范式的侧重点不同。如King的概念系统模式没有忽略、但并不强调环境，而Rogers的整体人科学模式则强调人和环境的互动。第三，概念模式为它所在学科领域的追随者提供概念框架和基本原理，从而发展出更细化、更具实际操作意义的子理论。

（二）护理概念模式

概念模式对护理来说并非新事物。早在Nightingale首次提出她对护理的认知和看法时，就可以认为护理概念模式已存在并被运用，只是最初并没有以"概念模式"正式界定。直到护理发展联盟提出这一概念，它才正式被视为护理学科术语。

广为人知的概念模式有：Johnson的行为系统模式、King的概念框架模式、Levine的守恒模式、Neuman的系统模式，Orem的自护模式、Rogers的整体人科学模式和Roy的适应模式等。护理概念模式为护理和健康照护团队提供了具体的哲学和实践导向，通过促进护士间的沟通实现护理的一致性，也为护理实践、护理研究、护理教育和护理管理提供了系统方法。

四、理论

理论是护理理论结构体系中抽象程度最低的组成部分，包括概念模式中具象而来的一个或多个相对具体和特定的概念，以及集中描述两个或两个以上概念间相对具体和特定关系的命题。护理学家采用不同的术语指代理论，包括元理论、广域理论、中域理论、微域理论、实践理论、理论框架等。本文重点关注广域理论和中域理论。较概念模式而言，广域理论和中域理论的抽象程度均较低，但仅中域理论能直接进行实证检验。

（一）广域理论和中域理论

理论的抽象程度和关注范围不尽相同。从概念模式出发可发展为广域理论，再发展为中域理论，也可从概念模式直接发展为中域理论。广域理论在关注范围上更为广泛，其概念和命题的抽象程度介于概念模式和中域理论之间，如Newman的健康意识拓展理论即为广域理论。中域理论则相对具体和详细，通常由数量有限的概念和命题构成。如Orlando的护理程序理论中的护理行为即是一个典型的中域理论概念。众多护理学者已从概念模式中发展出许多理论，将在后文详细介绍。

根据功能，中域理论又可分为描述性理论、解释性理论和预测性理论。其中描述性理论是中域理论的基础类型，通常只描述和界定一个概念或现象，它从描述性研究中产生并得到验证；解释性理论至少包括两个概念，其命题用以解释概念间的相关性和相关程度，它从相关性研究中产生并得到验证；预测性理论同样也至少包括两个概念，其中一个通常是可操作性概念，例如创新性护理措施和标准护理，它从实验性研究中产生并得到验证。

（二）理论的功能

理论的功能有两个，其一是缩小并具化概念模式中包含的现象，其二是为令人不解的行为、情景和事件的解释提供一个相对具体和明确的结构。理论及其哲学基础和学科目标或结局共同引导护理实践、护理管理和护理教育。

（三）护理理论

一些护理学者提出了广域理论，如Newman的健康意识拓展理论和Parse的人类适转理论等。其他的理论则多为从研究中产生的中域理论，如Orlando的护理程序理论、Peplau的人际关系理论等。人际关系理论为中域描述性理论，而护理程序为中域预测性理论。需要注意的是，不是所有的理论都能得到学术界的广泛认可，这或许是由于研究学者未能清晰阐述理论的某一部分，或在护理实践过程中难以解释一些现象等。

此外，除了本学科的独有理论外，护理学中常引进其他学科的理论，如压力适应理论、自我效能等对护理现象进行描述和解释。护理学家们可以将这些外来理论纳入自己的概念模式用以指导护理实践和研究。然而，除了Neuman的系统模式和Orem的自护模式引进了行为理论外，鲜有学者尝试将引入理论和护理概念模式相结合用以指导护理实践或研究。此外，在引进外来理论的过程中缺少对其对护理情境的指导意义的考虑。事实上，已经有越来越多的学者意识到在引入外来理论之前，有必要对其在护理情境下是否适合进行检验。有时外来理论也会发展为共享理论，如自我效能理论最初来源于社会心理学，现已成为护理领域解释患者自我管理等行为不可缺少的理论之一。

五、联系和区别

（一）元范式、哲学、概念模式和理论

护理理论结构体系的各组成部分是相互独立的。但有学者提出，所有的护理理论，包括概念模式和理论事实上都是护理哲学，因为其本质上是哲学性的思想融合而非科学性的。护理哲学代表护理学科领域内人员的广泛世界观，概念模式中的概念和命题源于护理哲学，并在本质上反映相应的哲学理念，但在关注范围上更集中，在表达方式上更具体。同样的，护理理论源于概念模式，这两者在本质上与护理哲学是一致的，但其对护理现象的关注范围、表达以及对真实世界的导向意义有所不同。

在可检验性方面，除理论外的护理理论结构体系中的其他组成部分都难以通过实证进行直接验证，但另一方面，实践在一定程度上能间接验证他们。例如从概念模式中产生的中域理论是否能得到验证将间接证明该概念模式的合理与否。但需要注意的是，哲学代表着信念和价值观，它既不能直接也不能间接地从真实世界角度验证，而应当在逻辑学的基础上通过讨论等形式不断丰富和完善。同样的，元范式也是如此。

（二）元范式、哲学和概念模式

哲学是元范式、概念模式间的插入成分，它不直接隶属于元范式的下一能级，也不直接隶属于概念模式的上一能级。元范式是一个学科主题的全面表达，哲学则描绘该主题的本体论、认识论和伦理道德论，是基于理论的基本假设和信仰建立起来的。而概念模式和各层理论的焦点和内容则反映某些相对聚焦的哲学主张。

（三）元范式和概念模式

概念模式聚焦于元范式中的某一现象，它会包含元范式大部分的综合性概念，因此概念模式在抽象水平上是对元范式的浓缩。大多数学科只有一个元范式，而有多个概念模式，而多个概念模式帮助我们从不同的角度解读学科核心思想和关注现象。

（四）概念模式和理论

与其他成熟的学科不同，护理理论的界定在不同的护理文献中是不同的，例如有些文献将护理"理论"和"概念模式"统称为护理理论，认为仅仅是表述上的区别，所以有不少院校教育及护理领域人员对这两个概念十分困惑或不了解，例如国内目前常笼统地将二者统称为理论。尽管学术界对此观点不尽统一，本文倾向于应将"概念模式"和"理论"完全区分开来。

概念模式和理论有不同的运用方式，这也是我们需要对它们进行区分的原因。只有知道理论最初的出发点是"概念模式"还是"理论"才能知道下一步应如何应用。"概念模式"和"理论"的抽象水平不同，如一个概念模式一般是由多个抽象、综合性的概念和命题构成，而一个广域或中域理论则关注于一个或多个相对具体和固定的概念和命题。针对怎样从抽象水平上来判定一项成果是"概念模式"级别还是"理论"级别，即该成果是否足够抽象到可以称之为"概念模式"，学术界提出了一些规则来帮助我们判定和区分，主要包括该成果的最终目的、该成果在指导实践前需要经过几层知识转换以及该成果是否能直接被检验等。概念模式在被检验之前需具备以下4个要素：提出清晰的概念模式、从概念模式中形成理论、确定实证指标、确定可检验的假设。而理论仅需3个要素：表达清晰的理论、实证指标以及可检验的假设。

概念模式和理论的混淆往往导致误用，尤其表现在直接将概念模式用以指导实践，然而由于缺乏具体的实证指标，结果往往无法达到预期，从而导致错误的结论。另一方面，若将理论误用为概念模式，由于其概括性和抽象性不足的本质特点，同样也容易导致错误的运用。因此在应用概念模式和理论前，一定要对其进行区分。

第二章　护理相关理论

理论的主要作用和任务是描述、解释、预计和控制特定的现象。护理学作为一门独立的学科，必定拥有自己独特的知识体系作为护理工作的理论基础和实践指导。在其理论体系的构建与护理实践过程中，也引用了其他相关学科的理论，如系统论、人的基本需要层次论、压力与适应理论等，这些理论用科学的方法解释护理现象，为护理实践、科研、管理以及教学等方面提供了科学的依据。

第一节　系统理论

系统理论由美籍奥地利生物学家贝塔朗菲提出。1937年，贝塔朗菲第一次提出"一般系统论"的概念。1968年，贝塔朗菲发表了《一般系统论——基础、发展与应用》，为系统论科学地提供了纲领性的理论指导，被称为一般系统论的经典著作。20世纪60年代后，系统理论被广泛应用，其理论观点渗透到自然科学、社会科学的各个领域。

一、系统的概念

系统是指由若干相互联系、相互依赖、相互作用、相互独立的要素所组成的具有一定结构和功能的整体。系统的概念有两层含义：一是系统是由各要素（子系统）所组成的，这些要素都有自己独特的结构和功能；二是系统中每个要素之间相互联系、相互依赖、相互作用，构成一个整体系统，这个整体系统具有各独立要素所不具备的整体功能

二、系统的分类

自然界和人类社会中存在着形形色色、千差万别的系统，人们可以从不同角度对它们进行分类。

（一）按系统的组成性质分类

按系统的组成性质将系统分为自然系统和人造系统。自然系统是自然形成、客观存在的系统，如人体系统、生态系统等。人造系统是为了达到某种特定目的而人为组建的系统，如计算机系统、机械系统、护理质量管理系统等。现实生活中，大多数系统是自然系统与人造系统相结合的产物，称为复合系统，如医疗系统、教育系统等。

（二）按系统与环境的关系分类

按系统与环境的关系将系统分为开放系统和封闭系统。开放系统是指与外界环境不断进行物质、能量和信息交换的系统。开放系统与环境之间是通过输入、转换、输出与反馈来实现物质、能量和信息的交换，并以此保持与环境的协调和平衡，从而实现自身的稳定。封闭系统是指不与外界环境进行物质、能量和信息交换的系统。封闭系统是相对的、暂时的，事物之间总是存在着千丝万缕的联系，因此，绝对的封闭系统是不存在的。

1.输入

输入是物质、能量和信息由环境进入系统的过程。

2.转换

转换是系统对输入的物质、能量和信息进行识别、加工、处理、吸收和转换的过程。

3.输出

输出是将经过系统吸收、处理、改变后的物质、信息和能量散发到环境

的过程。

4.反馈

反馈是系统的输出对系统再输入的影响，即环境对输出的反应。

（三）按系统的运动状态分类

按系统的运动状态将系统分为动态系统和静态系统。动态系统是系统的状态会随着时间变化而变化的系统，如生态系统。静态系统是系统的状态不随时间变化而变化，具有相对稳定性的系统，如建筑群。静态系统是动态系统的一种相对状态，绝对静止不变的系统是不存在的。

（四）按系统的组成内容分类

按系统的组成内容将系统分为实体系统和概念系统。实体系统是以物质实体构成的系统，如机械系统、社会系统。概念系统是由非物质实体构成的系统，如理论系统。在大多数情况下，实体系统与概念系统通过相互联系、相互作用，以整合的形式出现在各个领域。实体系统是概念系统的物质基础，概念系统为实体系统提供理论指导。

三、系统的基本属性

（一）整体性

整体性是系统的最基本属性，是指系统的整体功能大于系统各要素功能之和。系统的整体功能表现在两方面：一是系统的整体功能有赖于各要素根据自己独特的结构和功能充分发挥其作用，这是实现目标的基础；二是系统整体的功能大于各个要素功能之和。各要素功能并不是简单地相加，只有将各要素组成一个整体系统后，才能产生孤立要素所不具备的特定功能。

（二）相关性

相关性是指系统中各要素之间、各要素与整体之间的内部联系和协调作用。任何要素发生结构或功能的变化，都会影响其他要素甚至系统整体功能的变化，影响整体功能的发挥。

（三）目的性

每个系统都有其特定的目的。系统结构不是盲目建立的，而是根据系统的目的、功能和需要来建立系统及子系统的。系统和各子系统相互协调，与外界环境发生作用，并不断调整自己的内部结构，实现自身的平衡与稳定，从而求得系统的生存与发展。

（四）动态性

动态性是指系统随时间的变化而变化。系统为了维持自身的生存与发展，需要根据外部环境的变化进行适当的运动和变化，以此调整自己的内部结构，实现与环境的互动与平衡。

（五）层次性

任何系统都是有层次的。较简单、低层次的系统称为子系统；较复杂、高层次的系统称为超系统。每个系统都可以分为许多比较简单的、相互联系的子系统，同时它自身又是更高层次的系统即超系统。系统的层次间存在着支配与服从的关系。高层次支配着低层次，起着主导作用。低层次从属于高层次，是系统的基础结构。

四、系统理论在护理工作中的应用

（一）用系统理论的观点认识人

1.人是一个自然系统

人作为自然系统中的一个子系统，要根据自身的能力适应环境的变化，求得机体与环境之间的平衡。这种平衡有赖于机体对环境变化的识别和进行适应性调整。因此，护理活动的目的是帮助护理对象正确识别环境中的变化因素，指导其采用恰当的适应方法和手段，实现机体与环境之间的平衡。

2.人是一个整体

护理的服务对象是人，人是由生理、心理、社会、文化等多要素组成的一个整体，其中任何一个要素出现不适或发生病变都会影响其他要素乃至整个系统的功能。因此，要用整体的观点为护理对象提供整体的、全面的护理。

3.人是一个开放的动态系统

人通过与周围环境进行物质、能量、信息的交换，维持内环境的稳定，适应外环境的变化，维持健康状态。另外，人与环境的平衡处于动态平衡，健康与疾病也总是处在动态变化之中。因此，要用开放的、动态的观点对人实施系统的护理。

（二）用系统理论的观点看待护理

1.系统理论是构成护理程序的基本理论框架

护理程序是护理实践的一种工作方法，是一个开放系统，包括评估、诊断、计划、实施和评价五个步骤。输入的信息是护士经过评估后的患者基本健康状况、护理人员的知识水平与技能、医疗设施条件等，经诊断计划、实施后，输出的信息是护理后患者的健康状况。通过评价与预定的目标进行比较，若患者尚未达到预期健康目标，则需重新收集资料，修订计划及实施，直到患者达到预期健康目标，这是反馈和再输入的过程。

2.护理系统是一个具有复杂结构的系统

护理系统包括临床护理、社区护理、护理教育、护理管理、护理研究等子系统，各子系统内部又有若干层次的子系统。要使如此庞大复杂的系统最大效益地发挥作用，必须运用系统论的方法，从整体上观察问题、考虑问题，合理组织、协调各方面的关系。

3.护理系统是一个开放系统

护理系统是社会的组成部分，与社会各界保持密切的信息、资源、技术、人才等的交换，以此求得自身的稳定和发展，实现为人类健康服务的目标。

4.护理系统是一个动态的系统

随着社会的发展、医疗技术的更新、人类疾病谱的变化、人们对健康需求的提高，必然对护理的组织形式、工作方法、思维方式提出更高的要求。护理系统只有适应这些变化，勇于创新，才能主动求得生存与发展。

5.护理系统是一个具有决策和反馈功能的系统

护士和护理对象是构成护理系统最基本的要素。由于护士的支配地位和主导作用，决定了护理对象的康复与护士的能力密切相关。因此，提高护士收集和分析资料、正确判断、科学决策、发现问题及时反馈的能力是保证护理质量的一个关键因素。

第二节　人类基本需要层次理论

护理的对象是人，人具有维持生存和健康最基本的需要，当这些需要得到满足时，个体就能保持内环境的稳定与平衡，促进健康。反之，个体就会出现紧张、焦虑等失衡状态而影响休息、睡眠、饮食、工作、学习等，导致疾病。学习需要层次理论，旨在帮助护理对象满足最基本的需要，促进身心健康。

一、需要的概念及特征

（一）需要的概念

需要是人脑对生理与社会要求的客观反映，是个体心理活动与行为的基本动力。人的基本需要是指个体为了生存与发展，维持身心平衡的最基本的需要。人的基本需要是人类共有的特征，在个体生存与发展过程中，必然要维持最基本的需要，才能保持身心平衡、维护健康。

（二）需要的特征

1.对象性

人的需要具有对象性。需要的对象可以是物质需要，如食物、物品等，也可以是精神需要，如信仰、情感等。

2.发展性

人在不同的发展阶段有不同的优势需要，如婴儿期主要是满足吃、喝、睡等生理需要；幼儿期则出现求知和学习的欲望；少年期主要是满足学习、安全的需要；青年期主要是满足恋爱、婚姻的需要；成年人主要是满足事业成功、家庭幸福的需要；老年人更重视尊重的需要。

3.无限性

需要在活动中不断产生和发展，不会因暂时的满足而终止。当一些需要得到满足后，又会产生新的需要，个体在不断满足需要的过程中促进自身的成长与发展，推动社会的进步。

4.社会历史制约性

需要的产生和满足受个体所处的政治、经济、社会、文化、群体、环境等因素的影响和制约。个体必须根据自身所处的条件，有意识地调整自己的需要，合理地提出和满足自己的需要。

5.独特性

人的基本需要属于人类的共有特征，不同时代、不同地区、不同年龄、不同生活方式的个体都必须共同拥有一些最基本的需要，如吃、喝、排泄、呼吸等。但是，由于所处的社会背景、生活方式、所属人群等的不同，人的文化修养、兴趣爱好、理想信念、世界观也会有很大差异。因此，需要的内容、层次和满足需要的方式就具有独特性。

二、人类基本需要层次理论的内容及特点

（一）人类基本需要层次理论的内容

许多心理学家、哲学家、护理学家从不同角度对人类基本需要层次理论进行了研究。其中以美国心理学家马斯洛提出的人类基本需要层次理论最为

著名，对护理学的影响最大、应用最广。

马斯洛认为人的基本需要有不同的层次，按其重要性和发生的先后顺序，由低到高分为五个层次，即生理的需要、安全的需要、爱与归属的需要、尊重的需要、自我实现的需要。

1.生理的需要

生理需要是人类维持生存最基本的需要，包括空气、水、食物、排泄、清洁、休息、睡眠、活动、避免疼痛等。生理需要是人类最基本、最低层次、占绝对优势的需要，在一切需要未得到满足之前，生理需要应首先考虑。

2.安全的需要

安全需要是指有安全感、生活稳定，希望免于灾难、希望未来有保障等。安全需要包括生理安全和心理安全两方面。生理安全指个体需要处于生理上的安全状态，避免危险，防止身体受到任何伤害。心理安全指个体需要有一种心理上的安全感觉避免发生焦虑、恐惧等不良情绪。

3.爱与归属的需要

爱与归属的需要又称社交需要。指个体需要被他人或群体接纳，能够得到家人、朋友、组织的关爱、支持和认同。爱的需要包括给予别人爱和接受别人的爱。如果爱与归属的需要得不到满足，就会感到孤独、空虚、被遗弃等痛苦。

4.尊重的需要

尊重的需要是个体对自己的尊严和价值的追求，包括自尊、尊重他人和被尊重。尊重需要得到满足，就会产生自信，觉得自己有价值，从而产生巨大的动力，追求更高层次的需要。反之，就会产生自卑、弱小、无能的感觉，使人丧失基本的自信，怀疑自己的能力和价值。

5.自我实现的需要

自我实现的需要是指个体的潜能得以充分地挖掘与发挥，从而实现自己理想与抱负的需要。自我实现的需要是人类最高层次的需要，其满足的方式和需求的程度都有很大的个体差异。

（二）人类基本需要层次理论的特点

1.人的需要有一定的层次性，但不绝对固定

通常当一个层次的需要被满足后，才会出现更高层次的需要，但在某些特殊情况下，不同层次的需要会出现重叠，甚至颠倒。

2.各种需要得到满足的时间不同

生理需要是人类生存所必需的最基本、最重要的需要，只有生理需要得到满足后，人才能生存，然后才能考虑其他的需要。有些需要必须立即供给并持续予以满足，如对氧气的需要；有些需要可以暂缓，但必须得到满足，如食物、水、休息等。

3.各层次需要相互依赖、彼此重叠

较高层次的需要发展后，低层次的需要并未消失，只是对人的行为的影响程度降低。

4.越高层次的需要，其满足的方式和程度差异越大

人们满足生理需要的方式基本相同，但对尊重、自我实现等较高层次的需要的满足方式却因个人的性格、教育水平和社会文化背景等而有很大差异。

5.人的行为是由优势需要决定的

同一时期内，一个人可能存在多种需要，但只有一种需要最明显、最强烈，成为支配其行为的优势需要。个人的优势需要是在不断变动的。

6.人的基本需要满足的程度与健康密切相关

生理需要的满足是生存和健康的必要条件，有些高层次的需要虽然并非生存所必需，但却能促进生理机能更旺盛。若人体的需要无法得到满足，将导致机体的失衡，并最终导致疾病的发生。

三、需要层次理论在护理工作中的应用

（一）需要层次理论对护理工作的意义

（1）帮助护士识别护理对象未被满足的需要，及时发现护理问题并给予解决。

（2）帮助护士更好地领悟和理解护理对象的言行，了解患者不同层次的需要，并根据其优势需要确定优先解决的问题。

（3）帮助护士预测护理对象可能出现的需要，以便及时采取措施提前预防。

（4）帮助护士识别护理问题的轻重缓急，首先满足威胁生命的需要。

（二）应用需要层次理论满足患者的基本需要

个体在健康状态下能够依靠自己满足各种需要，但在患病时许多需要不能自己满足。护士应根据优先次序满足患者的需要，恢复机体的平衡与稳定。

1.生理需要

疾病常常使患者的生理需要不能得到满足。如缺氧、体温过高、便秘、营养失调等，甚至可能导致患者死亡。因此，护士应立即采取措施，满足患者的基本生理需要。

2.安全的需要

患病时患者的安全感会降低。主要是环境陌生、对医务人员的医疗技术水平不了解、对疾病的进展和预后等知识缺乏所致。因此，护士应做好入院介绍和健康教育，努力提高护理质量，取得患者信任，满足患者安全的需要。

3.爱与归属的需要

患者在住院期间因无助感增强，更希望得到亲人、朋友和医护人员的关心、理解和支持。因此，爱与归属的需要也变得更加强烈。护士应与患者建立良好的护患关系，鼓励其亲人、朋友经常探视，指导家属参与护理，让患者感受到亲情和友情，满足爱与归属的需要。

4.尊重的需要

患病后患者会因自理能力下降而影响自身价值的判断，认为自己是无用的、成为别人负担的人，从而妨碍其自尊需要的满足。另外，由于身体形象的改变，也会影响患者自尊需要的满足。因此，护士在工作中要礼貌称呼患者，认真倾听患者意见，保护患者隐私，尊重个人习惯、价值观念及宗教信仰等，维护患者自尊，满足尊重的需要。

5.自我实现的需要

自我实现的需要是个体最高层次的需要，也是个体在患病期间最受影响且最难满足的需要。护理的功能是在保证低层次需要满足的基础上，为患者自我实现的需要创造条件。护士应鼓励患者表达自己的个性和追求，帮助患者认识自己的能力和条件，鼓励患者积极配合治疗及护理，为实现自我而努力。

（三）满足患者需要的方式

1.直接满足患者的需要

对完全不能自行满足基本需要的患者，护士应采取各种措施满足其生理和心理需要。如昏迷、瘫痪患者和新生儿等，护士应提供全面的护理。

2.协助患者满足需要

对部分能自行满足基本需要的患者，护士应鼓励患者自己独立完成能自理的活动，协助和指导患者完成其难以独立满足的需要。如协助卧床患者进食、协助术后患者进行肢体功能锻炼等。

3.间接满足患者的需要

对有自理能力，但缺乏健康常识的患者，护士应通过健康教育、科普讲座、健康咨询等形式，为护理对象提供相关知识，消除影响需要得到满足的因素，以提高患者自我满足需要的能力。

第三节　压力与适应理论

压力无处不在，贯穿于人的一生。研究证实，压力可引起身心疾病。如长期过度紧张可引起高血压、冠心病、消化道溃疡等疾病。人的一生中都要经历无数的压力，只有正确认识压力，有效应对压力并适应环境，才能保持健康。护理人员学习压力与适应理论，旨在识别压力对患者的身心影响，以利于观察患者的生理和心理反应，利用各种护理措施减轻压力对患者的作用，提高患者的适应能力，促进身心平衡和健康。

一、压力

（一）压力的概念

压力又称为应激或紧张，是一个比较复杂的概念，不同时期、不同学科对压力有不同的解释。生理学家用血压升高、心跳加快等生理现象来描述压力。心理学家则用焦虑等情绪反应来描述压力。目前普遍认为，压力是个体对作用于自身的内外环境刺激做出认知评价后引起的一系列非特异性的生理及心理的紧张性反应。

压力对个体具有积极和消极的双重作用。压力是一切生命应对生存及发展所必需的，人只有在一定的压力作用下，才能促使个体产生紧迫感，从而不断挑战自我赢得不断的进步。因此，压力对个体的发展起着不可忽视的积极作用。但是，压力也会给人类带来一些消极的作用。如漫长而持久的压力或突然而强烈的压力会极大地消耗个体能量，打击个体的自信心，降低机体对外界致病因素的抵抗力，从而导致机体出现躯体或心理疾病，危害健康。

（二）压力源

压力源是指压力的来源，又称应激源或紧张源，指任何能够对个体产生压力反应的刺激。换句话说，任何对个体内环境的平衡造成威胁的因素都称为压力源。压力源的大小取决于压力源的数量、程度、持续时间、个人感知、以往经历等因素。生活中常见的压力源有以下几类。

1.生物性压力源

生物性压力源如细菌、病毒、寄生虫等。

2.物理性压力源

物理性压力源如温度、湿度、放射线等。

3.化学性压力源

化学性压力源如酸、碱、药物等。

4.生理性压力源

生理性压力源如妊娠、饥饿、口渴、更年期等。

5.病理性压力源

病理性压力源如疾病、手术、外伤等。

6.心理性压力源

心理性压力源如焦虑、恐惧等。

7.社会性压力源

社会性压力源如生离死别、角色改变、下岗、失恋、人际关系紧张、自然灾害等。

8.文化性压力源

文化性压力源如生活方式、语言文化、风俗习惯、气候、饮食、社会价值观等。

（三）压力反应

压力反应是指压力源作用于个体时，个体所产生的一系列身心反应。压力反应主要表现在以下几方面。

1.生理反应

机体处于应激状态下出现的一系列生理反应，如心率加快、血压升高、呼吸加快、血糖升高、肌张力增加、敏感性增强、胃肠蠕动减慢、免疫功能降低等。

2.心理反应

心理反应如紧张、焦虑、忧郁、否认、依赖、自卑、绝望、孤独、恐惧、愤怒等。

3.认知反应

轻度压力可使人的注意力集中，判断能力及解决问题的能力有不同程度的提高。但持续、强烈的压力可使人的认知能力降低，对事物的评价和应对无效。

4.行为反应

适度的压力可使人表现得更努力、更积极，学习和工作能力增强，有利于挖掘个人潜能。但压力过大、持续时间过长，个体的思维能力、对行为的控制能力会降低，表现为记忆力下降、思维狭窄、频繁出错、语速加快、行为混乱、重复无目的的动作等。

（四）塞利的压力学说

1.压力

压力理论之父汉斯·塞利认为，压力是人体对任何需求做出的非特异性反应。

2.压力反应

塞利从生理角度描述了人体对压力的反应，他认为压力的生理反应包括全身适应综合征和局部适应综合征。

（1）全身适应综合征是指机体长期面对压力所做出的全身性、紧张性、非特异性反应，如全身不适、体重下降、疼痛、失眠、胃肠功能紊乱等。

（2）局部适应综合征是机体应对局部压力源而产生的局部反应，如红、肿、热、痛、凝血等。

3.压力反应的过程

塞利认为全身适应综合征和局部适应综合征的反应过程分为三个阶段：警觉期、抵抗期和衰竭期。

（1）警觉期是人体对压力的初步反应，是机体在压力源的作用下，出现一系列以交感神经兴奋为主的改变，如心跳和呼吸加快、血压升高、血糖升高、肌肉紧张度增加等。目的是动用机体的防卫机制来对抗压力源。

（2）抵抗期是压力源长期存在，机体内部的防御力量处于高水平状态，机体与压力源处于抗衡状态，如机体抵御了压力源，内外环境重建稳定；如压力源持续存在，机体受到损害而进入衰竭期。

（3）衰竭期是由于压力源过强或长时间侵袭机体，使机体的防卫性资源耗尽，机体没有能量来抵抗压力源的损害，最终导致机体抵抗力下降、出现疾病、衰竭甚至死亡。

（五）对压力的防卫

压力对机体造成的影响主要取决于个体对压力的感知及其应对压力的能力和条件。人们为了减轻压力源对机体的影响，常常采取以下防卫措施来应对压力。

1.第一线防卫——生理心理防卫

（1）生理防卫：包括遗传因素、身体素质、营养状况、免疫功能等。如完整的皮肤和健全的免疫系统功能可使人体免受细菌和病毒的侵袭。

（2）心理防卫：指个体心理上对压力做出适当反应的能力。心理防卫与个体应对压力源的既往经验、智力水平、受教育程度、生活方式、支持系统、经济状况、性格特征有密切关系。常用的心理防卫机制有：潜抑、投射、否认、补偿、退化、转移、升华等。心理防卫机制运用得当，有益于心理成长与发展；防卫过度或不当，将导致不良后果。

2.第二线防卫——自力救助

当个体面对较强大的压力源而第一线防卫又较弱时，个体应该积极采取自力救助的方法来控制和对抗过剧的压力反应，避免或减少疾病的发生。

（1）正确对待问题：面对压力，首先要正视问题的存在，识别压力的来源，对压力进行评估，针对压力的强弱、来源、持续的时间，对自我能力进行评估，制订处理问题的具体办法。

（2）正确对待情感：人们遭受压力源刺激时，往往表现出愤怒、焦虑、沮丧等情绪。对付这些不良情绪的方法是承认正在经历的情感，分析这些情感产生的原因，采用恰当的方式处理好自己的情绪，如散步、听音乐、体育比赛、与朋友交谈等。

（3）寻求和利用可能得到的支持系统：支持系统是指那些能给予自己物质上、精神上帮助的人组成的系统，包括家人、朋友、同事以及曾经有相似经历并成功应对的人。支持系统的帮助可缓解压力带来的不良影响，帮助个体顺利走出困境。

（4）减少压力的生理影响：压力是无法避免的，只有提高适应能力，才能减轻压力反应。而良好的身体素质是减轻压力反应的基础。因此，提高保健意识，如改变不良的生活方式和生活习惯、合理饮食、坚持锻炼、控制吸烟和酗酒、常做深呼吸、听音乐、散步等，有助于加强第一线防卫。

3.第三线防卫——专业辅助

当压力源导致身心疾病时，个体必须寻求专业人员的帮助。由医护人员提供针对性的健康教育、心理咨询、药物治疗和护理，借助外力提高机体的应对能力，帮助机体康复。若得不到及时的、恰当的专业辅助，可致病情加重或演变成慢性疾病，成为新的压力源，如高血压、心脏病、溃疡性结肠炎、慢性抑郁症等。

二、适应

（一）适应的概念

适应是生物体以各种方式调整自己去适应环境的一种生存能力及过程。适应是所有生物得以在环境中生存和发展的最基本的特征，是应对的最终目标。因此，适应被称为生命最卓越的特性。人类就是在不断地遭遇各种压力，又不断地进行着主动的、自我调节的、全身心的适应过程，维持身心的平衡，促进自身的发展。

（二）适应的层次

人类的适应范围包括生理适应、心理适应、社会文化适应和技术适应四个层次。

1.生理适应

生理适应指通过调整机体的生理功能以适应外界环境变化对机体的影响，包括代偿性适应和感觉适应。代偿性适应是当外界对机体的需求增加或改变时，机体做出的代偿反应。如刚从平原到高原的人，会感到胸闷、气促，活动无耐力，但随着在高原居住时间的延长，症状就会逐渐减轻和消失。感觉适应是人体对某种固定情况的连续刺激而引起感觉强度的降低。如对同一种气味、同一个温度的感觉适应。所谓"入芝兰之室，久而不闻其香"就是感觉适应。

2.心理适应

心理适应是个体经受心理压力时，通过调整自己的态度、情绪和认识去应对压力恢复心理平衡的过程。一般可应用心理防卫机制和学习新的行为来应对压力。心理适应都是有目的的，人们都会为了保护自己得以生存，而选择自己认为是最好的方式来进行适应。但是每个人的应对行为不一定完全是恰当和正确的，其结果可能是健康的或不健康的。因此，每个人在应对压力时，必须要学习和选择新的、健康的行为和操作方法，才能成功地应对压力，恢复内心的平衡。

3.社会文化适应

社会适应是指调整个人行为，使其符合社会道德、规范、信念、法律等要求。所谓家有家规，国有国法，就是要求每个人都要约束自己的行为，使之符合社会道德规范的要求。文化适应是指调整个人行为，以符合另一种文化观念、传统习俗和礼仪规范的要求。如个体在新的环境中，应调整自己的行为以符合民族、宗教、信仰等文化思想。"入乡随俗"就属于一种文化适应。

4.技术适应

技术适应是指人类要不断掌握新理论、新技术以适应新的压力源。如计算机在临床工作中的广泛应用，护士学习使用计算机就是为了适应新技术的需要。

三、压力与适应理论在护理工作中的应用

（一）患者常见的压力源及护理

1.住院患者常见的压力源

（1）环境陌生：住院患者对医院环境不熟悉，不了解医院的医疗护理技术水平，不认识负责自己的医生和护士，不习惯医院的饮食，不适应医院的作息时间等，均会使患者产生焦虑、担心等心理反应。

（2）疾病威胁：突如其来的疾病，病房内各种监护仪器、治疗设备等，都会给患者构成巨大的精神压力，引起恐惧的心理，使患者感受到疾病对生命造成的威胁，担心手术意外。

（3）缺乏信息：患者对自己所患疾病的诊断、治疗、护理、预后等缺乏相关的信息，对医学术语不理解，疑虑得不到满意的答复等。

（4）丧失自尊：患者因疾病丧失自理能力，进食、如厕、穿脱衣裤等基本的生活技能，都必须在他人的帮助和照顾下才能完成，使患者感到无用、自卑，丧失自尊。

（5）不被重视：患者因住院治疗与亲人、朋友、同事分离，如果医护人员没有及时地与患者交流，家人、朋友没有及时地探视，患者的基本需要得不到满足，就会感到自己不被重视，得不到关心，从而产生孤独感。

（6）经济压力：对于家庭经济困难的住院患者来说，担心住院费用过高，家庭难以承受等。

2.帮助患者适应压力的方法

（1）帮助患者适应医院环境：护士应努力为患者营造一个安静、舒适、整洁、美观、安全的休养环境，主动热情地接待患者，向其介绍医院及病区的环境、规章制度、主管医生和责任护士、病室的病友，协助患者建立一个和谐的病区社会环境，消除患者的陌生感和孤独感，减少各种因素给患者带来的心理压力。

（2）指导患者用适当的方法应对压力：护士应鼓励患者表达自己的内心感受，宣泄自己的痛苦和想法，理解他们出现的情绪变化，给予恰当的心理疏导，指导患者进行放松训练来缓解心理压力。

（3）提供疾病的相关信息：护士应及时向患者提供关于疾病的诊断、治疗、护理、预后等方面的信息。在进行各项护理操作前，给患者做好解释工作，在操作过程中，适时向患者及其家属介绍一些与病情相关的保健知识和护理措施，使患者了解自身疾病，减少因知识缺乏而引起的焦虑和紧张。

（4）保持患者良好的自我形象：患者受疾病影响，自理能力降低，清洁卫生方面的需要得不到满足，产生自卑。护士应尊重患者，温和地与之交谈，鼓励其提出问题和想法，协助患者保持良好的自我形象，鼓励和指导患者最大限度地完成力所能及的自理活动，帮助患者有尊严地迎接每一天和探视者的来访。以此恢复患者的自尊心和价值感，使患者能正视疾病，正确认识自我，满足患者尊重和自我实现的需要，提高患者战胜疾病的信心。

（5）调动患者的社会支持系统：社会支持系统是患者在疾病状态下最好的社会资源，护士应调动社会支持系统帮助患者解决问题，提供物质支持、心理支持及鼓励，减轻患者各方面的压力，促进其康复。

（二）护士工作中的压力源及应对措施

1.护士工作中常见的压力源

（1）工作环境复杂：医院是一个集社会学、心理学、医学和生物学于一体的复杂体系，是个充满焦虑、变化和沟通障碍的场所。护士还得面对如细菌、病毒、放射线等有害因素，经常感受人世间的生离死别，这些都会增加护士的心理压力。

（2）工作任务紧迫：护士工作常常要面对诸多的急症抢救、重症监护、病情变化、突发事件等紧急任务，必须迅速做出反应、实施抢救。

（3）工作负荷过重：由于患者对护理要求的提高、工作范围的拓展，护理人员出现严重短缺，致使护士超负荷工作，频繁倒班，对护士的生理、心理、家庭生活和社交活动等都带来不同程度的影响。

（4）人际关系复杂：护士需要面对复杂的人际关系，如护患关系、医护关系、护护关系，护士与行政、后勤、患者家属等之间的关系，这无疑将增加护士的心理压力。

（5）工作风险高：患者维权意识的提高，新医疗技术的开展，环境中职业损伤因素的增多，护理保险的缺乏等，都说明护理工作是一个职业风险极高的工作。

（6）自我价值认同感下降：我国目前对护士等级职责的界定尚不清晰，导致工作价值认同感偏低；加之长期紧张的工作压力使护士产生工作疲惫感，缺乏工作热情。这样，既影响个人价值的体现，又影响护理工作质量。

2.护士应对工作压力的措施

（1）各级组织和领导部门的大力支持：落实护士编制，改善护士的工资及福利待遇，改善护理工作的仪器设备，加大护理培训力度，加强护士新知识、新技术培训，通过各种形式的社会舆论，提高护士的社会地位。

（2）妥善处理各种人际关系：护士应掌握各种沟通技巧，提高与他人交流与合作的能力，减少因人际关系紧张带来的压力。

（3）建立社会支持系统：面对压力可寻求家人、亲属、朋友、同事的帮助。

（4）正确对待压力：压力是人的一生中无法避免的现象，适度的压力是有益的，只有主动调整不良情绪，消除不良刺激，掌握必要的心理健康知识，学会应对各种压力的心理防御技巧，才能减少压力，保持自身健康。

（5）健康的生活方式：适量的运动，均衡的营养，充足的睡眠，张弛有度的生活节奏，广泛的兴趣爱好，及时调节和宣泄不良情绪，均有利于释放压力，保持健康。

第四节　成长与发展理论

人的成长要经过不同的生理阶段和生长时期，它是一个连续不断发展变化的过程。护理工作贯穿于人的一生，涉及各个年龄阶段的人，帮助其解决各个阶段的问题。因此，护理人员要学习和运用有关成长与发展理论，了解护理对象生命发展过程中各个阶段的特点及特征，开展具有针对性的护理，以提高护理的质量。

一、成长与发展的概念及特征

（一）基本概念

1.成长

成长是指人生理方面的改变，是细胞增殖的结果。表现为机体整体和各器官的长大，即机体在量方面的增加。成长是可以观察到的，如身高、体重、年龄等。

2.发展

发展是个体随着年龄增长及与环境间互动而产生的身心变化过程，是人心理、智力、情绪、情感的改变。发展是学习的结果和成熟的象征。人必须不断地发展和改变，才能有效地适应日趋复杂的生物和社会环境。

3.成熟

成熟是成长和发展的结果，由遗传基因所决定，但又受环境影响。狭义的成熟是生理上的生长发育；广义的成熟还包括心理上的发展。

成长、发展、成熟是相互影响，相互联系的，不能将其截然分开。

（二）成长与发展的组成部分

成长与发展主要由以下几个方面组成。

1.生理方面

生理方面主要是指体格的生长，以及各器官系统功能的增加和成熟。如骨骼生长、体重增加、智力发育等。

2.认知方面

认知方面主要是指智力、知识及理解力的增强，如观察、想象、推理、判断等能力的增强和对知识、技能的应用的增强。

3.情感方面

情感方面即感觉和主观的经验、情绪的变化，在社会实践中形成的心理活动，如喜、怒、哀、乐、悲、恐、惊、爱、恶、欲等。

4.精神方面

精神方面主要是指人在成长与发展过程中，获得的对生命意义及生存价值的认识，如人生观、价值观的形成等。

5.社会方面

社会方面主要是指人在社会交往过程中与他人、群体、社会的相互作用，如能够正确处理人际关系。

6.道德方面

道德方面主要是指人的是非观念和信仰的形成，不同社会文化背景的人会形成不同的道德价值观念。

（三）成长与发展的特征

人类的成长与发展过程非常复杂，受诸多因素的影响。所有正常人均按照预期的生长发育规律成长，但最终每个人所表现出的成长与发展方式又具有个体的差异性。

1.顺序性

人的成长与发展的顺序性表现为由上到下或由头到尾，由近到远，由粗到细，由简单到复杂，由低级到高级等。

2.连续性和阶段性

成长与发展在人的一生中是不断地进行的，并且是非等速进行地呈现出阶段性。每个人都要经过相同的发展阶段，每个发展阶段都具有一定的特点，且下一阶段的发展都要以上一阶段的发展为基础。

3.不平衡性

各系统、器官的生长发育在不同的时期快慢不一，心理的发展同样存在着不平衡性。

4.规律性和可预测性

人的成长与发展的规律性表现为虽然每个人成长与发展速度各不相同，但都遵循相同的发展过程，即每个人都要经历相同的发展阶段。

5.个体差异性

成长与发展在一定范围内受各种因素的影响而存在一定的个体差异。如心理方面的发展因社会文化背景、家庭教育等因素的不同而存在较大的差异，并随着年龄增长而出现个体差异更大。

（四）成长与发展的阶段

人类的成长与发展是按一定顺序进行的，按其发展过程可以分为以下几个阶段（见表2-1）。

表2-1　人的成长与发展阶段

成长与发展分期	年龄
胎儿期	卵受精-出生
新生儿期	出生至生后满28天
婴儿期	出生后28天至1岁
幼儿期	1～3岁
学龄前期	3～6岁

续表

成长与发展分期	年龄
学龄期	6～12岁
青少年期	12～20岁
成人期	20～65岁
老年期	65岁以上

（五）影响成长与发展的因素

人类的成长与发展受内、外环境因素的影响。

1.遗传因素

遗传因素是影响个体成长、发展的最基本因素，它为个体的身心发展提供了物质前提。它的影响不仅表现在身高、体重及肤色等生理方面，还表现在性格、气质、智力、能力等方面。

2.环境因素

环境因素是影响个体成长、发展的另一个重要因素，环境因素包括自然环境和社会环境，它为个体的成长与发展提供条件。良好的生活环境、有效的健康保健措施、良好的教育、和谐的人际关系等，有利于个体的成长与发展，尤其对儿童的身心健康发展、良好品德的养成以及性格、智能的发展具有一定的促进作用。

3.健康状况

一个人的健康状况能够影响其体格、心理以及智力的发育。良好的健康状况能够促进个体正常地成长、发展，使个体顺利通过各个发展阶段，并对后阶段的成长、发展产生影响。与之相反，疾病会妨碍人的成长与发育。

4.社会文化因素

社会文化因素对个体尤其是儿童的成长、发展有较大的影响。不同的社会文化环境对人在各个发展阶段所需完成的任务有不同的要求，因此，不同文化背景下的教养方式、生活习俗、宗教信仰及社会事件等，都对人的成长与发展有一定的影响。

5.营养因素

合理的营养是成长与发展的物质基础，尤其对于儿童，其成长与发展受营养因素影响较大。处于成长与发展时期的儿童需要不断从外界吸收各种营养物质；如果长期营养不良，不仅会妨碍其正常的生长发育，还会导致营养不良和各种营养素缺乏症，降低机体对疾病的抵抗力，影响心理、社会能力与智力的发展。相反，营养长期过剩同样会影响个体的身心发展。

6.其他因素

其他因素包括学习与生活经验、个人动机、心理能力的发展水平、季节变化等，都会影响到个体的成长与发育。

二、有关成长与发展的理论

（一）弗洛伊德的性心理发展学说

奥地利著名精神病学家西格蒙德·弗洛伊德是精神学派的创始人，被誉为"现代心理学之父"。他通过多年对精神病患者的观察及治疗，形成了独特的性心理发展学说。弗洛伊德性心理发展学说包含三大理论要点。

1.意识层次理论

弗洛伊德认为意识是有层次的，包括意识、潜意识和前意识三个部分。

（1）意识是人对外部刺激和内部心理事件的觉察性，是直接感知的心理活动，是人对自己身心状态以及外部环境中的各种变化的综合觉察与认识，是心理活动中与现实联系的部分。

（2）潜意识是人没有觉察到的深层次的心理活动和过程，潜意识包括大量的观念、想法、愿望等，这部分的内容通常是不被外部现实和道德理智所接受的各种本能冲动、需求和欲望，是整个心理活动的原动力。

（3）前意识介于意识与潜意识之间，主要包括目前未被注意到或不在意识之中，但通过自己集中注意力或经过他人的提醒又能被带到意识区域的心理活动。

意识、潜意识和前意识是人的基本心理结构，在个体适应环境的过程中各有其功能。意识保持着个体与外部现实联系和相互作用的部分，潜意识使个体的心理活动具有潜在的指向性。潜意识的心理活动是一切意识的基础，潜意识中潜伏的观念和愿望会因为和社会道德存在冲突而被压抑，这往往是导致个体出现心理障碍的原因。

2.人格结构理论

弗洛伊德认为人格结构由三个部分组成，即本我、自我和超我。他认为本我、自我和超我是在意识、潜意识活动的机制下，在能量发展的关系中形成起来的。在正常情况下，发展的过程是通过这三部分相互联系、相互作用，使其处于相对平衡状态，人格才得以正常发展。

（1）本我：本我是人格形成的基础，是人格中与生俱来的，是最原始、最主要的无意识结构部分。在心理发展过程中，年龄越小，本我的作用就越重要，如婴儿就几乎全部处于本我的状态。本我受快乐原则支配，目的在于争取最大的快乐与最小的痛苦。

（2）自我：自我是从本我中分化出来的人格中最具理性、策略的部分。由于作为潜意识结构部分的本我，不能直接地接触现实世界，为了能促进个体与现实世界之间的交互作用，必须通过自我，所以自我是大脑中作用于本我与外部世界的一个中介桥梁。自我考虑现实，遵循唯实原则，如果本我的冲动与超我的控制发生对抗时，自我会平衡本我与超我，用社会所能接受的方式，指导个体本身的行为。自我的存在是为了使个体与能真正满足他需要的经验发生联系。

（3）超我：超我是人格道德的维护者，为维持社会准则的一种特殊结构，它属于良心和道德的范畴。超我包括两个部分，一个是良心，一个是自我理想。它代表道德标准和人类生活的高级方向。良心是超我的惩罚性、消极性和批判性的部分，而自我理想则是由积极的雄心和理想所构成。超我可以克制本我的冲动，使其符合个体的理想与良心，保证个体的行为符合社会道德规范。

3.人格发展理论

弗洛伊德的人格发展理论是建立在他的性心理发展理论基础上的，因此，人格发展理论也称为"心理性欲发展理论"。虽然性本能是天生的，但弗洛伊德认为它的本质是随着生理成熟而不断改变的。儿童性心理的发展对其人格发展有很重要的影响。弗洛伊德的人格发展理论注重于儿童性心理的发展，他将性心理发展按照顺序分为五个阶段。

（1）口欲期（0～1岁）：性本能通过口腔活动得到满足，原欲集中在口部。婴儿专注于与口有关的活动，通过吸吮、吞咽、咀嚼等与口有关的活动获得快乐和安全感。如果口部的欲望得到满足，儿童长大后的性格将倾向于开放及乐观；如果这些欲望得不到满足或过于满足，则会形成以自我为中心、过度依赖、悲观、退缩等人格特征，并可能出现吮手指、饮食过度、吸烟、酗酒等不良行为。

（2）肛欲期（1～3岁）：此期原欲集中在肛门。随着儿童肛门括约肌的神经系统发育逐渐成熟，小儿有能力自己控制排尿、排便，愉快感主要来自排泄所带来的快感及自己对排泄的控制。如果父母对儿童的大小便训练得当，则会使儿童养成讲卫生、有秩序的习惯，学会控制自己；如果训练过早或过严，则会形成洁癖、吝啬、固执等性格；如果训练过松，则会形成自以为是、暴躁等性格。

（3）性蕾期（3～6岁）：这个时期的儿童开始对自己的性器官产生兴趣，此期原欲集中在生殖器。儿童的兴趣转向生殖器，并察觉到性别差异，恋慕与自己性别相异的父母，而排斥与自己性别相同的父母，出现恋父（母）情结。如果此期能与同性别的父亲或母亲建立性别认同感，则有利于儿童形成正确的性别行为和道德观念。否则，会造成性别认同困难，道德发展出现障碍。

（4）潜伏期（6～12岁）：这个时期的儿童的性本能是比较安静的，原欲集中在学习及身体活动上，其把精力投入学习、游戏等各种智力和体育活动上。儿童的兴趣从自己的身体和对父母的感情转移到外界环境，愉快感来自对外界环境的体验，喜欢与同性别的伙伴一起游戏或活动。如果这个时期能够顺利发展，儿童可获得许多人际交往经验，促进自我发展。否则，会形成强迫性人格。

（5）生殖期（12岁以后）：随着生殖系统发育逐渐成熟，性本能复苏，此期原欲重新回到生殖器。青年人将注意力从双亲转向年龄接近的异性伴侣，逐渐培养独立性和自我决策的能力，性心理的发展趋向成熟。此期若发展不顺利则会导致性功能不良，难以建立融洽的两性关系或出现病态人格。

（二）艾瑞克森的心理社会发展学说

艾瑞克森是美国哈佛大学心理及人类发展学教授。他将弗洛伊德的理论扩展至社会方面，故称为心理社会发展学说。该学说认为人格发展并不是一个完全静止的过程，而是随着生物、心理、社会的改变而不断发展的过程。人格的各个部分分别是在发展的各个阶段形成的，个体通过所有的这些阶段才能发展成一个完整的整体。

艾瑞克森将人格发展分为八期，即婴儿期、幼儿期、学龄前期、学龄期、青春期、青年期、中年期和老年期。每一时期都有一个主要的心理、社会危机需要面对，危机是个体逐渐成熟的自我与社会之间的一种普遍冲突。危机处理的好坏将导致正性或负性的社会心理发展结果。危机解决得越好越接近正性，越能发展成健康的人格。

1.婴儿期（0～18个月）

此期的发展危机是信任与不信任。婴儿期的主要任务是满足生理上的需要，发展信任感，克服不信任感。信任感是发展健全人格最基本、最重要的因素。婴儿出生后，主要通过生理需要的满足体验身体的安宁，感到安全，由此对其周围环境产生一种基本信任感。

此期的重要关系人是母亲或母亲的代理人，如果婴儿能够得到父母等人相应的爱抚与良好的照顾，各种需要能及时得到满足，就能使婴儿对周围人产生一种基本的信任感，这种最基本的信任感是婴儿日后与他人建立良好人际关系的基础，是形成健康人格的基础；相反，如果婴儿的基本需要得不到满足，就会产生不信任感和不安全感，表现为日后与人交往时焦虑不安、退缩及疏远，对周围环境无安全感，并将影响以后的人生发展。

2.幼儿期（18个月至3岁）

此期的发展危机是自主与羞怯或怀疑。幼儿期需要解决的主要矛盾是获得自主感，克服羞怯和疑虑，体验意志的实现。这一时期的幼儿开始养成适宜的大、小便排便习惯，通过控制排便，幼儿企图练习一种自主感。这个阶段的幼儿对周围的事物非常感兴趣，渴望探索新的世界，其面临的关键性挑战是学会最低限度的自我照顾与自我控制能力，如吃饭、穿衣、爬楼梯等，并在此基础上扩大对周围环境的探索。同时，由于缺乏社会规范，儿童喜欢以"我"或者"我的"来表示自我，常用"不"表示自主性。

此期幼儿的重要关系人是父母。父母在对幼儿的养育中，一方面应根据社会的要求对幼儿的行为有一定的控制和限制，另一方面又要给幼儿一定的自由，不能过分伤害他们的自主性，并给予适时的表扬与鼓励。如果父母对幼儿的行为限制、惩罚或批评过多，会使孩子怀疑自己的能力并使其感到羞怯。如果这一时期的危机得到积极解决，就会形成自我控制和有意志的品质；反之，则会形成自我疑虑的人格特征。

3.学龄前期（3～6岁）

此期的发展危机是主动与内疚。学龄前期需要解决的主要矛盾是获得主动感、克服内疚感，体验目标的实现。此期儿童的活动和语言能力增强，对周围世界充满好奇和探索的欲望，喜欢各种智力和体力活动，尤其爱好团体游戏，在游戏中开始学习体会一定的社会规范。

这一时期儿童的心理社会发展取决于父母对孩子独创性活动的反应。如果父母对儿童的好奇和探索性活动给予理解、鼓励和正确引导，儿童的主动感就会得到增强；反之，如果父母任意指责儿童的独创性行为，嘲笑儿童的离奇想法或游戏，或刻意设计教育活动，要求儿童完成其力所不及的任务，就会将儿童提前置于失败的压力之下，产生内疚感。

如果这一时期的危机得以积极解决，主动超过内疚，就会形成方向和目标，儿童一般就会有自己的生活目标，能够独立进取，敢于有目的地去影响和改变环境；反之，则会产生自卑感，畏惧退缩，过于限制自己的活动，无自我价值感。

4.学龄期（6～12岁）

此期的发展危机是勤奋与自卑。学龄期需要解决的主要矛盾是获得勤奋感而克服自卑感，体验能力的实现。这个时期是个体成长过程中的一个重要阶段。此期儿童的活动场所包括家庭、学校和社区等，开始接受正规的学校教育，主要精力集中于学习文化知识和各种技能，学习与同伴合作、竞争和遵守规则。学龄期是养成有规律的社会行为的最佳时期。此期儿童在学业上的成功体验会促进其勤奋感的建立；反之，如果经历失败的体验多于成功，则会产生自卑感。

这一时期儿童的重要关系人是老师、同学及邻居。如果儿童在学业上的成功得到重要关系人的鼓励和赞赏，会强化勤奋感，形成勤奋进取的性格，敢于面对困难及挑战，并为以后继续追求成功打下基础；但如果儿童的努力和成绩得不到赞赏，或无法胜任关系人所指定的任务，遭受嘲笑和指责，将会导致自卑感的产生。如果这一时期的危机得以积极解决，儿童会有与人竞争、合作、守规矩以及基本的学习、待人处事的能力；反之，儿童则会产生自卑心理和失败感，缺乏基本生活能力。

5.青春期（12～18岁）

此期发展的危机是自我认同与角色紊乱。青春期需要解决的主要矛盾是建立自我认同感，防止角色紊乱，体验忠实的实现。青春期是人生最关键的发展时期，此期面临着多种危机及问题。

（1）身体上性生理的成熟，使之具有了性冲动的压力。由于性知识的缺乏及社会的禁忌，使之不知如何处理因性冲动而出现的困惑和压力。

（2）由于学校及社会的期望和要求，使之对日益繁重的学业及考试压力感到苦恼，在求学时模糊地感到求学的成败关系着未来，但对自己的未来方向又感到茫然。

（3）儿童时期的生活多由父母安排，而在此期，很多事情要自己做出决定，如职业、伴侣的选择，但由于人生经验不足而缺乏准确的价值判断标准，在作出判断和决策时感到彷徨无措。

这一时期的重要关系人是同龄伙伴及偶像。此期顺利发展的结果是能够接受自我，有明确的生活目标，并为设定的目标而努力，形成忠诚的品质；如果此期发展出现障碍，会产生认同危机，导致角色紊乱，迷失生活目标，彷徨无措，甚至可能出现堕落或反社会的行为。

6.青年期（18～35岁）

此期发展的危机是亲密与孤独。青年期需要解决的主要矛盾是获得亲密感，避免孤独感，体验爱情的实现。青年期已经建立了自我认同感，形成了独立的自我意识、价值观及人生目标，此期的主要发展任务是发展与他人的亲密关系，承担对他人的责任和义务，建立友谊、爱情和婚姻关系，从而建立亲密感。此期需要选择固定的职业目标、社交范围、伴侣和朋友，建立相互信任、相互理解以及分享内心感受的友谊或爱情关系。

这一时期的重要关系人是朋友和同龄的异性。此期顺利发展的结果是有美满的感情生活、有亲密的人际关系、具有良好的协作精神、形成爱的品质，并为一生的事业奠定稳固的基础。如果此期发展出现障碍，人就不能体验和经历亲密感，从而产生孤独、自我专注、缺乏密友和性格孤僻等。

7.中年期（35～65岁）

此期发展的危机是繁殖与停滞。中年期需要解决的主要矛盾是获得繁殖感或成就感，避免停滞感，体验关怀的实现。中年期的主要发展任务是养育下一代，获得成就感。在前几期发展顺利的基础上，中年人建立了与他人的亲密关系，关注的重点扩展为整个家庭、工作、社会以及养育下一代，为社会创造物质和精神财富。同时，中年人的知识积累日益增多，对问题的认识有一定的深度和广度，不再为表面的现象所迷惑，遇事能够沉着冷静，不像青年人那样充满憧憬，而是脚踏实地、满怀信心地创造未来。

这一时期的重要关系人是同事和配偶。此期顺利发展的结果是用心培育下一代，热爱家庭，能够创造性地努力工作并形成关心他人的品质。如果此期发展出现障碍，或前几期的发展不顺利，则可能出现停滞不前的感觉，表现为自我放纵、自私和缺乏责任感。

8.老年期（65岁以上）

此期发展的危机是完善与失望。老年期需要解决的主要矛盾是获得完善感和避免失望以及厌倦感，体验智慧的实现。老年期的主要发展任务是建立完善感。老年人机体的各个器官逐渐老化，功能下降，部分老年人体力和健康状况不佳，如果再丧失了配偶和朋友，容易出现抑郁、悲观等情绪。并且老年人开始回顾人生，评价自己人生的价值，他们会对自己没实现的愿望感到遗憾，对自己所犯的错误感到失望。老年期发展顺利的结果是对自己的人生产生完美无缺的感觉，表现为乐观、满足和心平气和地安享晚年，形成有智慧的品质。如果发展出现障碍，老年人则会出现挫折感、失落感和绝望感，整日处于追悔往事的消极情感中。

（三）皮亚杰的认知发展学说

皮亚杰是瑞士的一位杰出心理学家，他通过对儿童行为的详细观察发展了他的认知发展学说，这个学说被公认为是20世纪发展心理学上最权威的理论学说。皮亚杰认为儿童思维的发展并不是由教师或父母传授给儿童的，而是通过儿童与环境相互作用，逐步将简单的概念集合成较复杂的概念来完成的。即认知发展是儿童通过他自己的活动的一个主动发现与积极形成的过程，这个过程要通过适应来完成。皮亚杰将认知发展过程分为以下四个时期。

1.感知运动期（0～2岁）

这个时期的儿童的认知活动，主要是通过身体的动作与感觉来认识世界。儿童通过看、抓和嘴的吸吮来了解外部环境。

2.前运思期（2～7岁）

这个时期的儿童的思维发展到了使用符号的水平，儿童具备了符号言语功能，词汇得到了发展，但思维尚缺乏系统性和逻辑性。儿童常以自我为中心，观察事物时只能集中于问题的一个方面而不能持久和分类。

3.具体运思期（7～11岁）

这个时期的儿童的认知结构已经发生了重组和改善，思维具有一定的弹性，思维可以逆转。随着守恒、分类、顺序排列、运算能力的掌握，处于具体运思期的学生开始具有逻辑思维能力。

4.形式运思期（12岁以后）

这个时期的青年人的思维是以命题形式进行的，并且能够发展命题之间的关系，能够依据逻辑推理、归纳或演绎的方式来解决问题；能够理解符号的意义、隐喻和直喻，能够做一定的概括，其思维发展水平已接近成人。

三、成长与发展理论在护理工作中的应用

（一）弗洛伊德的人格发展理论在护理工作中的应用

运用弗洛伊德的人格发展理论，护士可根据各个年龄发展阶段的心理特点给予相应的护理。

1.口欲期

注意满足婴幼儿口部的欲望，通过恰当的喂养和爱抚给婴幼儿带来舒适和安全感，以利于正常情绪及人格的发展。

2.肛欲期

对幼儿进行恰当的大小便训练，并注意适当的鼓励和表扬，给幼儿带来愉快的体验，避免训练过早或过严，培养其自我控制的能力。

3.性蕾期

鼓励儿童对同性别的父亲或母亲的认同，帮助其解决恋父或恋母情结的矛盾冲突。有助于日后建立正确的道德观和良好的两性关系。

4.潜伏期

鼓励孩子追求知识、认真学习和积极锻炼身体。

5.生殖期

鼓励青少年自立、自强、自己做决定，正确引导青少年与异性的交往。

（二）艾瑞克森心理社会发展理论在护理工作中的应用

艾瑞克森心理社会发展理论有助于护士了解人类生命全过程的心理社会发展规律，识别不同阶段所面临的发展危机及其发展结果，更好地理解不同年龄阶段的人格和行为特点，从而采取不同的护理方式，帮助患者顺利解决各发展阶段的发展危机，促进人格的健康发展，预防人格发展障碍。

1.婴儿期

此期应及时满足婴儿的各种需要，提供安全感和爱抚，促进婴儿信任感的形成。

2.幼儿期

此期应鼓励幼儿进行力所能及的自理活动，对其所做的努力加以赞赏与肯定。为幼儿提供自己做决定的机会，但不要评价其所做的决定是否正确。

3.学龄前期

此期应鼓励和表扬儿童有益的主动行为，重视游戏的重要性。为住院患儿提供创造新活动的机会，包括允许使用无伤害性的玩具，接受患儿提出的合理要求，倾听其感受，耐心解答提出的问题，对患儿有益的主动行为加以赞扬。

4.学龄期

此期应帮助患儿在住院期间继续完成学习任务，鼓励他们将业余爱好带到医院，帮助患儿适应医院的环境，鼓励其参与力所能及的护理活动，在治疗或护理过程前后可允许儿童帮助准备或整理用物，如静脉输液后，可教会患儿正确按压注射部位，使其体验到成就感。

5.青春期

此期应为青少年创造更多的机会，使他们参与讨论所关心的问题，对其做出的决定及时给予支持与赞赏，注意帮助他们保持良好的形象，尊重患者的隐私，尽可能安排青少年与同龄组的病友一起娱乐和交流。

6.青年期

此期应帮助患者保持与亲友的联系，为处于恋爱时期的患者提供尽可能多的相处机会，不要嘲笑、讽刺其浪漫的行为，帮助患者确定切实的生活目标。

7.中年期

中年人生活负担较重，在家庭和工作中承担着多重角色，是家庭重要的物质和精神支柱，其健康状况的好坏对家庭的影响较大。因此，在护理中要充分调动社会环境因素，如患者的亲戚朋友、同事等，共同关心支持患者，给予患者尽可能多的情感支持，帮助其调整和尽快适应患病后的角色，并对其个人成就给予适当赞扬。

8.老年期

此期应耐心倾听患者的诉说，对其已取得的成就加以肯定，鼓励患者参与他喜爱的活动，与他人多交往。同时，要及时发现患者的心理问题，避免意外的发生。

（三）皮亚杰的认知发展学说在护理工作中的应用

皮亚杰的认知发展学说被护理工作者广泛应用于儿童的教育及与儿童的沟通上，如在儿童教育方面提倡启发式教育，为儿童设定具体的问题让其自己去解决，避免填鸭式教学；又如在与儿童进行沟通时使用通俗易懂的词语，从而达到有效的沟通。

第三章　护理模式

第一节　多萝西·约翰逊的行为系统模式

作为最早的护理理论家之一，Dorothy E.Johnson（多萝西·约翰逊）从20世纪50年代末就开始发展其行为系统模式理论。在寻求护理人员应具备哪些知识的过程中，Johnson以一般系统理论为主要理论来源，最终构建了行为系统模式的理论。在该理论中，Johnson将人视为由7个子系统构成的行为系统，将个体的健康归功于整个行为系统的平衡、稳定和高效运行，而护理则是在系统失衡或需要达到更高层次的平衡时提供帮助的主要力量。Johnson的理论使护理从对患者的健康和疾病的关注转到对患者全部行为的关注，从而将医疗和护理的职责区别开来，为护理成为一个独立的学科做出了贡献。

一、模式的基本内容

（一）理论的基本假说

Johnson将行为系统模式的假说分为外显假设和内隐假设。

1.外显假设

（1）行为是一系列生理、生物和社会因素的集合。

（2）在任何一个时刻的个体的行为都是这些因素长期累积的结果和那个时间点上各因素的总和。

（3）当规律性和稳定性被破坏时，人的整体性就受到了威胁，相应的功能也不能充分发挥。

（4）人是一个由重复性的、有规律的、可预测的和有目的的行为组成的系统，总是努力达到平衡。

（5）平衡和稳定是分若干层次的，层次在不同时期其水平也不同。

（6）平衡对于个体保持完好和高效的功能是必需的（最少的能量消耗、最大的满意度和最长的存活期）。

（7）行为子系统内或者系统作为一个整体必须保持平衡，个体才能很好地适应环境。

（8）行为子系统结构或功能的变化与未满足的需求、功能需求的缺乏或者环境条件改变有关。

2.内隐假设

（1）人作为一个整体可以还原成多个小的组成部分来进行研究。

（2）人作为一个系统是由多个部分（例如，子系统）组合而成。

（3）所有的行为都可以通过感觉的数据进行观测。

（二）行为系统模式

Johnson的行为系统模式强调了两个主要成分：患者和护理。Johnson认为患者是由7个相互联系的行为子系统组成的整体，只有行为系统达到平衡和稳定，人才能维持健康状态。行为系统的失衡状态导致其需要护理的干预。识别系统中的问题原因并给予合适的处理就会导致行为系统平衡的维持和恢复。护理应被看成是外部调节力量旨在恢复行为系统的平衡。

1.行为系统

Johnson认为一个完整的个体就是一个行为系统，该行为系统是由所有形态的、重复的、有目的的、具有每个人生活特征的行为方式组成。这个行为方式形成一个有组织的、完整的功能单位，其功能是调节人与环境之间的互动，并在人与其环境中的客观事物、事件和情景之间建立联系。通常，人们可以描述和解释这个行为。人作为一个行为系统通过调整和适应尽力去达到稳定和平衡，以保持个体完好和高效的功能。这个系统经常是足够灵活来适应所受到的影响。

人的行为系统由7个子系统组成。每个子系统都有其各自特定的结构、功能、目标和定向，而各子系统之间又是开放的，彼此相互关联的。一个子系统的变化会影响其他子系统，只有各子系统整体协调运作，才能维持整个行为系统的完整和系统的良好运行。这些子系统包括：

（1）从属子系统：从属子系统是首先发展起来的子系统，始于婴儿，最初隶属于某个重要的照顾者，直至贯穿整个生命过程并与其他个体建立隶属关系的行为，导致了社会包容、亲密感以及强烈的社会联系的形成和维护，这些行为为个体生存提供安全感。该子系统很可能是最具决定性的子系统，因为它形成了所有社会组织的基础。

（2）依赖子系统：依赖子系统的功能是一种促进救助行为，这种行为需要他人对养育需求做出反应，如获得赞同、关注、认可和物质援助。从发展上看，最佳的情况是社会中的个体从完全依赖别人逐渐过渡到更多地依靠自己，一定程度的相互依赖是社会团体的生存所必不可少的。

（3）摄取子系统：摄取子系统和消化的生物系统相似，但结合了何时、为何、怎样、多少和在什么情况摄入食物的行为，这些行为受社会和心理因素，以及个体对食物和液体的生物需求的支配，其功能是食欲的满足。需要指出的是，摄取子系统和排泄子系统不应被看作行为系统的输入和输出机制。所有的子系统都有本子系统明确的输入和输出机制。

（4）排泄子系统：排泄子系统确实难以和生物排泄系统相区分，但它主要结合了排泄废物的行为模式，强调了何时、怎样、为何和在什么情况下个体排泄废物，这个行为模式比纯生物排泄行为更重要。

（5）性子系统：性子系统包括与生殖和性满足双重功能，包含但不限于谈情说爱和性交。这个反应系统起源于性别角色认同的发展，并包括更广泛的性角色行为。

（6）进取子系统：进取子系统是一个常用的防御机制，其功能是保护和维护自己免受真实的或想象中威胁的伤害，从而获得自我保护并且尊重和保护他人及其财产。

（7）成就子系统：成就子系统试图去掌控环境，它通过控制或掌握自我或环境的某个方面从而达到一些优秀的标准。成就子系统包括智能、身体、创造力、技巧、社交和照顾（子女、配偶和家庭）的技能领域。

Johnson同时还指出这7个子系统并不一定涵盖了人的全部，因为一旦研究发现了新的子系统或表明最初的系统结构、功能或行为模式有变化，那么行为系统的构成肯定会改变。

2.行为系统的功能需求

功能需求是指个人通过自身的努力或外界的帮助才能满足的需求。Johnson认为，各子系统在不断成长、发展和保持运行，只有这些需求得到满足，才能帮助各子系统实现各自功能。每个子系统都有相同的功能需求。功能需求包含3个因素。

（1）保护：保护的需求是指保护系统免受其不能应对的恶性刺激的影响。

（2）养育：养育的需求是指可以通过来自环境的适当输入（例如，食物、友谊和照护）而获得。

（3）刺激：刺激的需求是指通过经历、事件、行为等给予一定的刺激以促进成长和避免停滞。

这7个子系统能否实现其功能，依赖于这3个功能需求因素的满足程度。任何一个功能需求因素的缺失，都会直接降低该子系统功能的有效性并影响到整个行为系统。如果个体不能提供足够的保护、养育和刺激来完成子系统的功能，这些功能需求因素就必须通过其他个体或机构来提供。

3.行为系统的结构要素

结构要素是指每个行为子系统共有的结构组成因素，包括4个维度，即动机或目标、定向、选择和行为。

（1）动机或目标：动机或目标是指行为的动力。动机，即刺激行为发生的因素；目标，即所追求的目的。这个部分是最有意义的组成部分。各个子系统的动机或目标，对所有的人大致相同，但是在那些需要驱动实现的特殊事物和事件中，或将价值观放于目标实现中时，或者驱动强度不同时，就会有多种多样的情况出现。子系统的动机或目标不能直接观察，但可从行为或行动中推断出来。

（2）定向：定向是指个体为了完成各个子系统的功能，采取某种特定的，而不是其他的行为方式的倾向性。通过生理成熟、经验获取、后天学习等因素，个体会逐渐发展并使用一种在特定环境下的习惯性的行为方式。这个要素不能直接观察得到，但可以从行为或动作中观察到。

（3）选择：选择是指个体为了达到某个目标或完好的子系统的功能，个体拥有的全部行为套路。个体总会选择一种经过自我判断认为是最好的行为方式，很少会使用所有的行为套路。但是，在特定的条件下该偏爱的行为方式不起作用时，个体必须还有其他行为方式可选。Johnson指出，人们可以不断地接受新的选择并修正原有选择，而且个体适应性越强，其行为套路的范围就越广。这个因素不能直接观察得到，但可以从个体的行为中推断出来。

（4）行为：行为是指在某种情境下，个体采取的实际的、有组织的一套行为反应、反应趋向和行为系统。通过生理成熟、经验获取、后天学习等因素，个体的行为会随着时间的推移得到发展和修正。Johnson认为，个体的行为或被鼓动，或被抑制，或被定形，或被持续，或被终结，受到复杂的生理、生物、心理以及社会因素的影响。行为是唯一可以直接观察到的结构要素。

（三）对护理学科元范式中核心概念的诠释

1.人

Johnson认为人是生物心理社会的存在体，是一个由7个子系统构成的动态行为系统。Johnson强调，行为系统对人来说必不可少，当外界的强力或低阻力影响了行为系统的平衡，那么个体的完整性也受到威胁。因此，人在试图重新建立平衡时可能需要消耗一些额外的能量，这将导致个体缺乏能量支持生物过程和康复。

2.环境

在Johnson的理论中，环境包括了所有不是个体行为系统部分的因素，这些因素影响了系统，有些因素是护士可以控制用来实现患者健康目标的。环境包括内环境和外环境。内环境包括生物、心理和发展因素；而外环境包括社会文化、家庭、自然因素。个体和环境相互联系并互动。通过调节和适应，行为系统对环境因素做出反应从而维持平衡。过多过强的环境因素会扰乱行为系统的平衡并威胁到个体的稳定性。Johnson指出，只要系统的内外环境能维持有序性和可预测性，系统的功能需求能够被满足，子系统之间的关系维持和谐，那么子系统和整个系统就能够自我维持和永久存在。如果这些条件不能完全满足，系统故障就会通过部分行为的无序、反复无常和功能紊乱而表现出来。疾病和其他内外部环境的突然改变是系统功能障碍的最主要因素。

3.健康

Johnson认为，健康是行为系统的平衡和稳定，受到生物的、心理的和社会因素的影响。对于卫生专业人员来说，健康就是一个期望值，他们对人而不是对疾病更感兴趣。健康反映了行为系统的子系统的组织性、互动性、互相依赖性和整合性。个体试图在这个系统达到平衡，从而导致一个功能性的行为。子系统结构和功能需求缺乏平衡会导致健康状况不佳。

4.护理

Johnson将护理定义为：当患者的生理或社会健康遭受威胁或发现疾病时，采取行动来保持其行为系统的最佳组织性和完整性的外部调节力量。这个"外部调节力量"包括3个方面：实施外部监管或控制机制；改变结构组成；满足功能要求。护理的目标就是"恢复、保持或达到人的行为系统平衡和动态稳定，使个体达到尽可能理想的水平"。Johnson还明确地将护理与医疗区分开，她指出护理将患者看成是一个行为系统，而医疗将患者看成是一个生物系统。Johnson始终认为，护理和医疗及其他的卫生保健专业是相互补充的作用，同时也是对大众健康和完好有着独特贡献的卫生保健力量。

（四）行为系统模式和护理程序

Johnson没有明确地提出护理程序的步骤，但她提到护理作为行为系统的外部调节力量，护士应分析个体行为系统的运转状况并采取相应的措施。因此，行为系统模式的护理程序就是护理诊断和处理过程，也就是实践方法学。在运用其行为系统模式实施护理时，应遵循以下步骤：①确定问题的存在；②问题的诊断性分类；③护理问题的管理；④行为系统平衡性与稳定性的评价。这与护理程序的步骤（即评估、诊断、干预和评价）是非常相近的。

1.评估

在评估阶段应该尽可能准确地描绘患者此时此刻的状态，需要使用不同的信息来源，例如来自患者及其家属的信息，从其他医务人员以及从表格得到的信息等。包括两个层次的评估：初始阶段，全面考查患者的行为以及重要变量有助于护士决定患者是否存在护理问题；如果确实存在问题，则启动二级评估。在二级评估阶段，护士密切分析患者不稳定的子系统并决定哪些变量是可以进行干预的。

（1）一级评估：一级评估的目的是决定患者实际的或感受到的威胁，以及患者适应威胁的能力。使用Johnson模式进行护理评估应系统地收集每个变量和每个子系统的相关资料，包括患者的基本信息，例如年龄、性别等；病史（病理变量），例如目前的疾病、既往史等；健康疾病反应，例如对疾病或住院的反应、遵医行为等；心理状态（心理变量），例如认知状态和感知水平等；家族史（家族因素），例如家庭结构、家庭成员的健康状况等；文化因素，例如宗教、语言或沟通模式等；社会史（社会因素），包括教育背景、经济状况等；环境史（生态因素），例如居住环境、威胁健康或发展的因素等；发展史，例如与年龄相关的功能水平等。通过一级评估，护士将知道患者是否存在或预测到不稳定。当这个不稳定与疾病相关联，行为不稳定就成为一个护理问题。

（2）二级评估：当护士发现患者确实存在或预测到不稳定，就需要启动一个更深入的二级评估。除了精确地找到问题外，护士还需要收集那些可能对干预阶段有用的信息，包括可观察到的行为（行动），例如语言或非语言的行为；行为的功能（外显的和内隐的），例如该行为预期的或非预期的后果是什么；定向（预备的），例如个体在该情景下关注什么；定向（保持的），例如个体通常的或偏好的行为是什么；选择，包括个体是否使用或知道该情境下的可选择的行为；驱动（方向或力量），例如行为发生的频率，有什么因素阻碍或促进期望的实际行为；必要的支撑，例如培育、保护或刺激实际或期望的行为的来源是什么；变量，例如该变量是否引起或影响行为，是否能被干预；调节或控制机制，包括生理、社会、文化或心理机制的运行等。通过分析收集到的资料，将呈现出一个综合的事实帮助护士决定护理诊断。

2.诊断

诊断即确定系统和子系统功能或结构上存在的问题及其起源和性质。但Johnson本人并没有明确说明如何进行诊断。她的学生Grubbs依据行为系统模式理论，将护理诊断分为4类。

（1）不足：不足指单个子系统没有起作用或没有发挥全部功能的状态。例如一个孤儿的从属子系统功能存在不足。

（2）不一致：不一致指单个子系统的行为没有达到预期的功能性目标。这个不一致经常发生在子系统的行为和目标之间。例如一个孤儿被养父母收养，但养父母经常虐待该孤儿，即发生了从属子系统功能不一致。

（3）不相容：不相容指在相同情况下，两个或两个以上的子系统的目标或行为互相冲突，以致对个体造成损害。例如一个尿失禁的患者为了减少排尿从而严格控制自己的饮水量，即发生了摄取子系统和排泄子系统功能的不相容。

（4）优势：优势指个体偏好运用某一子系统的行为而不管情境如何及是否会损害到其他子系统。例如一个工作狂整天忘记吃饭饮水等，这时成就子系统功能占据优势。

护理诊断的陈述确定了护理问题，诊断分类，同时还需要确定这个问题是功能性的还是结构性的。每个患者都处于一种压力状态，分为结构性压力和功能性压力。结构性压力是发生于子系统内而功能性压力常常来自环境。一个标准的护理诊断范例如下：母爱剥夺，从属子系统不足，功能性。

3.干预

一个人生病是由于行为系统受到疾病的威胁，他的内在需求超过了他的自身调节能力，从而导致行为失衡。因此，护理干预的总目标就是建立患者行为的规范性从而达到每个子系统的目标。当达到这种状态时，就能观察到经济合理使用的能量、有效的行为、社会交往以及伴随的某种程度个人满足感。对于每个患者来说，更为具体的目标必须基于护理诊断来建立。目标设定后，干预的方法和预期的行为结果也就确立了。可采取的护理干预措施如下。

（1）暂时施加外部调整和控制机制：例如通过允许或制止的方式对行为加以限制；制止无效的行为反应；加强恰当的行为等。

（2）以符合预期的方式修复受损的结构单元：例如通过改变态度重新定向目标；指导患者或提供咨询改变其行为倾向；教给患者新的技能以增加其选择的范围等。

（3）满足子系统的功能需求：例如保护患者不被有害影响压倒，供给合适的必需物质和充足的营养；提供适当的刺激以促进成长，预防迟滞。

在确定护理措施时，Johnson强调了患者参与的重要性，要求护士必须与患者就干预方案进行协商。因此，护士要与患者建立协议，帮助患者理解护理诊断和所推荐的干预措施的意义。如果患者拒绝该护理诊断及措施，护士应继续和患者协商直到达成一致。

4.评价

护理干预的结果就是行为系统的平衡。在评价目标是否实现时，护士需要将执行护理措施后的患者的行为与行为系统平衡和稳定的标准相比较，从而确定系统是否恢复平衡和稳定的状态。

二、模式的应用

Johnson认为，行为系统模式对护理实践、管理、教育和科研都有明确的指导作用，因为该模式的目标就是维持和恢复患者的平衡以帮助其达到一个更理想的功能水平，这个目标也受到护理界的推崇，因此这个模式被护理界所接受。从20世纪70年代开始，Johnson行为系统模式开始应用于护理实践。该模式对护理学科的一些重要现象起到了确认、描述和分类的作用，因此在临床护理、护理教育、护理管理以及护理研究等方面都得到了一定的应用。

（一）在护理实践中的应用

许多护理人员在实践中应用了Johnson的行为系统模式。早在1974年Grubbs就以该模式的7个子系统为基础设计了一个评估工具和护理程序单，通过使用这些表格，护士能发现促使患者完成其健康目标的其他行为选择。同年，Holaday在护理慢性病患儿时使用该模式发展了一种评估工具，可以使护士客观地描述患儿的行为并指导护理工作。

最典型的例子是洛杉矶加利福尼亚大学神经精神医院的精神科护士使用该模式作为实践的基础。Auger和Dee等人运用行为系统模式为精神病患者设计了一个患者分类工具（Patient Classification Instrument，PCI）。根据子系统的行为对精神病患者分级，形成能反映无效行为本质以及行为与环境的关系的护理诊断，从而给予相应的护理干预。系统行为评估表是Dee等人在1998年对PCI的扩展，根据患者各子系统功能状态以及行为系统整体的平衡和稳定状态，综合考虑其生物生理、心理、发展、家庭、社会文化和环境因素，对患者疾病的严重程度进行综合的行为分类评定。

此外，还有学者运用行为系统模式制定用于测评并发症预防、患者结果预测等的一些评估工具。例如，护理照护患者指征评估表是Majesk等人在1978年发布的，该评估表是为了记录患者在医疗机构发生的护理并发症的发生率，从而预防护理并发症并测量照护的质量。患者结果预测工具是Poster等人在1997年发展的，该工具通过记录患者的社会人口学资料、行为的灵敏度分级、短期及长期目标、护理干预、预期的结果等，记录患者的医疗资料。质量保证审查工具是Bruce等人在1980年发展的用于测评晚期肾病患者水电解质平衡的护理结果。Johnson模式和护理程序表是Holaday于2002年发展的指导行为系统模式实践方法学的工具，里面设计的问题就是指导护士考虑该方法的每个要素。

（二）在护理教育中的应用

行为系统模式在护理教育中多被用作护理教育项目课程设置的结构框架。Hadley于1970年描述了科罗拉多大学丹佛分校使用行为系统模式的情况。1986年，Harris报道了加利福尼亚大学洛杉矶分校护理学院将经过修订的行为系统模式应用于本科生教育。加州州立大学、夏威夷大学和田纳西大学的一些护理学院也将Johnson的行为系统模式作为他们的课程基础。此外，Derdiarian于1981年也报道了将行为系统模式运用于癌症护理教育中的经验。Johnson曾提出应用行为系统模式在研究生教育中培养专业护士或在大专课程培养技能护士，但对于如何运用该模式尚未见有文章报道。另外，Johnson认为，行为系统模式在教育中应用时，需要学生有坚实的生理和生物学以及社会和行为学科的知识基础。

（三）在护理研究中的应用

Johnson的行为系统模式对护理研究起到了研究框架的指导作用，而这些研究也对该模式的假设进行了验证。Johnson认为，在行为系统模式的研究背景下，所有的研究任务都应该是识别和解释由疾病所引起的行为系统的紊乱，并发展干预这些紊乱的方法和理论依据。

基于行为系统模式的与量表发展有关的研究，比较系统的是Derdiarian使用的两个系统评价工具，即Derdiarian行为系统模式自我评测量表（Derdiarian behavioral system model selfreport form，DBSM）用于测量癌症患者自我报告的子系统行为变化，Derdiarian行为系统模式观察量表（Derdiarian behavioral system model observational form，DBSMO）用于记录护士观察的癌症患者子系统行为变化。研究结果显示使用工具能提供一个更综合更系统的方法进行评估和干预，进而增加了患者和护士对护理的满意度。此外，Lovejoy发展的Johnson模式一级家庭评估工具（Johnson model first-level family assessment tool，JFFAJ）用于测量慢性病患儿家庭成员的需求；Wilmoth女性性行为问卷用于测量女性自我报告的性行为情况。

除了量表发展的研究外，还有一些描述性和相关性研究也是基于Johnson的行为系统模式的。较系统地运用行为系统模式的研究有Holaday等在儿童护理领域进行的系列研究，其中包括应用成就子系统、行为系统平衡、驱动力和定向等概念，对患有慢性疾病和健康儿童的成就行为的差异进行比较；研究母亲对慢性疾病婴儿啼哭行为的反应等。另外，还有其他学者以行为系统模式为理论框架开展描述性研究，如Small等的视觉障碍和视力正常的学龄前儿童在自我形象和空间意识上的差异研究；以及相关性研究，如Derdiarian等的癌症患者进取子系统和其他子系统的关系等。这些研究为提高行为系统平衡和稳定，制定相应的干预措施打下了坚实的理论基础。

（四）在理论发展中的应用

Alligood认为有3个理论的发展源于Johnson行为系统模式，包括行为系统理论、恢复子系统理论和维持必需理论。行为系统理论是一个尚未成形的理论，Johnson也认为可以暂时依赖于正在发展中的有关系统和系统运行的知识体系，直到行为系统作为一个整体的知识体系发展成熟再发展该理论。恢复子系统理论是Grubbs于1974年发展的一个中域理论，恢复子系统的目标是通过在其他子系统中重建或补充能量进行能量重分配以缓解疲劳和（或）达到平衡，但Johnson本人从未采纳将恢复子系统作为第8个子系统的建议，仍使用7个子系统。维持必需理论是Holaday和她的同事在1996年基于行为系统模式发展的一个中域理论，是针对慢性病患儿的成就子系统的一个解释性理论。该理论认为患儿的功能需求，如保护、养育和刺激的需求没有得到满足，他就被归为有失衡的行为系统的风险。

目前，Johnson行为系统模式在国外已经越来越多地被应用，主要集中在护理评估以及护理现象的解释上，应用对象也由最初的精神病患者和患儿这些行为相对简单和易于观察的人群，扩展到整体人群。针对行为子系统失衡的判断标准化以及在护理教育和管理中的应用有效性检验，仍需进一步研究。国内运用该理论开展的研究较少，近年有学者将该模式应用在截瘫患者和胃肠减压等患者中，但由于我国人群的特殊文化背景和行为特征，如何在应用Johnson行为系统模式时将其本土化，仍是摆在护理工作者面前的一个重要课题。

三、模式的分析与评判

Johnson行为系统模式尽管完整提出较晚，但是Johnson作为护理理论发展的先行者，对护理学科的发展作出了历史性贡献。行为系统模式对护理知识做的一个实质性的贡献就是把人定义为一个行为系统，这就将护理的关注点集中在人的行为上，而不是他的健康或疾病状态；这样也将护理与医疗区别开来，有利于护理从医学的范畴里独立出来，这对于护理作为一个独立学科的持续发展有着特别重要的意义。她的工作至少启迪了两个大护理理论家的工作，Betty Neuman（贝蒂·纽曼）和Sister Callista Roy（卡莉斯塔·罗伊修女）都是她的学生。

（一）理论既简洁又较抽象

总体来说，Johnson理论的内容还是清晰、简洁和完整的。她把人描述成一个由7个子系统组成的行为系统，护理是一个外部调节力量。但她没有确切说明行为子系统、子系统的结构要素和功能需求等概念之间的相互关系，也没有清楚地说明各子系统的内涵，因此该理论在应用上存在困难。很多概念解释是由其他研究者进行补充的，这就增加了理论的复杂性。

（二）理论具有一定的逻辑性

Johnson的行为系统模式的假设和价值观明确，并通过对行为系统运行的最终结果的说明，提供了明确的和理想的护理目标。该模式关注干预措施，并可选择出最优措施实施，这有助于理论进行逻辑上和实践上的检验。

（三）理论推动了护理学科的发展

Johnson理论能够指导护理实践、教育和科研，产生有关护理的新思想，并能将护理与其他卫生专业区别开来。该理论将护理从关注患者的健康和疾病转向关注患者的全部行为，从而清楚地区分了医疗和护理的不同职责。这一澄清对护理作为一个独立学科的持续发展有着非常重要的意义。

（四）理论有待发展

由于Johnson的行为系统模式本身关注的是个体，比较适合需要长期照护的患者，因此在运用到群体中时必须借助于其他理论模式的支持。理论的复杂性也需要应用该理论的专业护士有其他学科的理论基础，因此不利于推广。模式中值得进一步探索的问题也很多，例如该模式为护理评估提供了有效的指导，为护理诊断和护理干预提供了框架，但到底什么样的行为模式是需要护士提供照护的，仍有待于确认、定义和发展。理论著作少，限制了理论的传播，因此，Johnson自己也认为理论的发展还需继续进行下去。

第二节　伊莫詹妮·M·金的概念系统模式

Imogene M.King（伊莫詹妮·M·金）的概念系统模式是基于一般系统理论中的"人是开放系统"这一哲理，从理论家对人与护理的独特思考与视角发展而来。King的概念系统模式着重阐述发生在人与人之间、特别是护患之间的相互作用；侧重于分析护患双方在相互作用过程中的角色，强调了护理的宗旨是为全人类健康服务。总之，概念系统模式描述了护士与患者之间通过相互作用确立共同目标、最终可通过双方的努力实现目标的过程。

King的概念系统模式解释了每个人作为独立的社会个体，有其基本需要，为满足自身的基本需要，必须持续提高自身能力。人的成长与发展过程，其实质就是人通过不断提高能力从而满足自身基本需要的过程。概念系统模式将人视为一个开放系统，在这一过程中，该系统始终具有开放性和动态变化的特点。

一、模式的基本内容

King在发展其概念系统模式的初期就已经认识到了理论对护理专业知识体系拓展的重要指导意义，并与当时一些存在"理论偏见"的专家进行了多次辩论。King直接指出，护理理论的存在并不违反"护理学知识来源于实践"这一观点，从实践中总结和发展护理理论进一步证实了"理论来源于实践，继而指导实践"的非凡价值。

King在与多名护理专家的研讨过程中，产生了一系列的疑问。如：基于护士的角色和责任所能做出的护理决策有哪些？在做出护理决策时，有哪些信息是必需的？护士针对患者康复所制定的行动方案是如何得出的？护士做决策需要哪些知识和能力？基于对这些问题的浓厚兴趣，其概念系统模式的构建之路由此展开。

（一）概念系统模式的基本假设

1.关于开放系统的假设

（1）开放系统中能量与信息的交换是以目标导向的。

（2）在开放系统中，为实现相似的目标所采取的不同途径具有等效性。

（3）一个系统至少包含五个要素：目标、结构、功能、资源和决策。

（4）系统中的资源作为输入，所采取的行动即为利用资源的过程，行为结果为输出。

（5）一旦输入转换成了输出，则整个系统发生了转变。

（6）当研究护理的整体性时，必须将人看作一个开放系统。

（7）当将护理作为系统进行研究时，该系统的目标即为健康。

2.关于人的假设

（1）每个人都是有个性的、整体的、独立个体，在大多数情况下，个体有能力通过独立的理性思考做出决策。

（2）人具有感知能力，在与他人相互作用的过程中通过感知获得社会性。

（3）人的行为具有控制性、目的性、行动导向性和时间导向性。

（4）人通过自身的感知、理性、精神与社会属性控制自身的行为。

（5）人有学习知识、分析问题、做出决策和选择行动路径的能力。

（6）个体的欲望、需求与行动目标会有所不同。

（7）不同个体的价值观决定了其目标不同。

（8）人的价值观受文化背景影响，因此不同个体、不同家庭乃至不同社会制度的价值观均有所不同。

（9）人是一个可以理性思考的、可设定目标并为此选择行动方案的开放系统。

（10）人作为一个开放系统不断地与周围环境发生能量交换。

（11）个体通过感知外界环境获取资源。

（12）个体的内环境与外环境之间不断进行能量交换。

（13）个体通过内、外环境间的交换过程获取信息。

（14）一般来说，个体希望延续生命、趋利避害，拥有安全保障并维系日常生活所必备的能力。

3.关于护理的假设

（1）护理的关注点是人和人的行为。

（2）人与环境相互作用后形成的健康状态应成为护理的重点。

（3）护士的角色和责任在于支持个体或群体获得、维系与保持健康。

（4）当个体在某一个时间段出现功能丧失或缺如时，护士要予以支持。

（5）护士要理解人在生理、情绪、自我实现等方面存在基本需要。

（6）护理的实施过程受社会系统制约，社会系统包括：护理系统、个体系统、个体与环境的相互作用系统、社会组织形式、社区功能等。

（7）护理的实施过程可依据接受护理的个体情况不同而有所不同。

（8）社会结构体系不同，护理的实施过程可有所不同。

（9）护理过程包含的要素有：护理判断、护理行为、沟通、评价、协调。

（10）护理行为随护理判断的变化而变化。

（11）护理行为的有效性与护理沟通有关。

（12）如果护患双方就护理目标进行沟通并能达成一致，护理行为的效果会更好。

（13）当护理情境改变时，护理判断和行为也要随之改变。

4.关于护士与服务对象相互作用的假设

（1）护士与服务对象的感知影响互动过程。

（2）护士与服务对象两者的目标、需求和价值观均会影响互动过程。

（3）服务对象及其家庭有权利了解有关其健康状况的真实信息。

（4）卫生从业人员有责任告知服务对象相关健康信息，并协助他们做出决策。

（5）服务对象与其家庭有拒绝接受诊疗与护理的权利。

（6）卫生从业人员与服务对象的目标可能存在不一致性。

（7）卫生从业人员有责任收集与服务对象有关的健康信息，使两者的目标趋于一致。

（8）在互动过程中，护士与服务对象有能力设定共同的目标，并制定出双方均满意的目标实现途径。

（二）基本结构与核心概念

King的概念系统中的唯一核心就是人。King将人视为一个整体，将其定义为个体系统；以此为拓展，King在研究人际系统和社会系统对个体系统影响的基础上，提出了她的概念系统。在其概念系统中，她还关注了护理学的一个核心概念转变；即在个体系统、人际系统与社会系统三个系统动态互动的过程中，都在不断地传递信息从而改变他人或世界，同时也在持续地被改变。在King描述的这个动态互动系统中，每一个系统都是开放的，且每一个开放系统都包含特定的概念反映出该系统的特质。

1.个体系统

King认为，无论是健康个体，还是患病个体，都属于个体系统。个体系统具有独特性和复杂性，能够对目标进行感知、思考、评估、分析与决策活动，从而最终确定目标。与个体系统有关的概念有感知、自我、成长和发展、自我形象、时间、空间与阅读笔记学习等，其中感知是个体系统的主要概念。

（1）感知：感知是个体将感官和记忆所获得的信息加以组织、解释和转化的过程。感知是人与环境的交换过程，它使每个人的经历具有意义，反映了一个人对其生活中的人、事物和事件的真实反应，并影响个体的行为。感知过程包括环境中的能量输入、能量转换、信息传递、信息贮存以及信息输出所产生的行为结果。感知具有两个特征：①普遍性：普遍存在于人和环境的互动过程中，包括信息的输入、转化、储存以及输出。②主观性：在某个特定的情境中每个人都会有自己独特的感知经历。每个人的感知不同与个体经历、自我概念、社会经济状况、生物遗传以及文化背景等有关。

（2）自我：自我是由思想和情感组成的，是个体对自己认识的总和。自我能使个体意识到自己的存在，进一步明确自我概念，是一个人全部的主观境界，构成了个体的内心世界，以区别于由其他人或事组成的外部世界。自我是动态的、开放的，与独立个体的思想、态度、价值和行为等有关。当个体在思考、决策、评估目标和选择实现目标的途径时，可充分体现出"自我"的独特性。

（3）成长与发展：成长与发展是个体在细胞、分子以及行为活动等方面的持续变化，有益于帮助个体趋向成熟。成长与发展使个人潜能得以发挥，从而达到自我实现的必要过程。成长与发展具有顺序性、预见性等特点，并且存在个体差异，其表现与遗传和个人经历有关。

（4）自我形象：自我形象是个体对自己外在形象的感知，也是他人对其外在形象的反映。自我形象是人们对自身认知的结果，具有主观性、动态性的特点，随着自我概念的改变和个体成长与发展的不同阶段而发生变化。

（5）时间：时间是个体经历的某一事件和另一事件之间的持续间隔，反映了事件的延续性以及对未来的影响。时间是永恒的，是生命过程中所特有的现象，并且具有个体感知性、普遍性、可测性、单向性、不可逆性和主观性等特点。

（6）空间：空间是个体行为所占有的领地或称物理距离。空间普遍存在于相互作用的个体所处的物理环境中的各个方位；空间是可测量的；与时间类似，空间也是基于个体感知存在的，具有普遍性、独特性、主观性和情境性。个体维持自身空间和谐、不受侵犯，有利于维护个体的安全感。然而，不同个体对空间的要求不同，这受个体需求状况、过去经历和文化背景等因素影响。

（7）学习：学习是个体通过感知、理性判断、评判性分析、对过去经历的回顾等一系列活动后改变自身判断、技能、角色、习惯和价值观的过程。学习过程可以被他人观察和测量，同时其学习效果可以基于日常的学习表现由个人或他人做出推断。总之，学习具有动态性、目标导向性、自律性和可反馈性等特点。

2.人际系统

人际系统是由两个或两个以上的个体在特定情境中互动所形成的。参与组成的个体越多，则系统越复杂。与人际系统有关的概念有互动、沟通、互变、角色、应激等，它们都具有普遍性、情境性、动态性和主观性，受目标、感知、自我、成长与发展、自我形象、时间、空间和学习等个体系统的特性所影响。

（1）互动：互动是人与环境、人与人之间为了达成目标而通过语言和非语言的行为方式进行感知和沟通的过程。互动能显示一个人对另一个人或事物的感知、思考和行动的反应。护患之间的互动受双方各自不同的知识背景、需要、目标和过去的经历与感知等影响。在互动过程中，当双方的目标趋于一致时，双方才可能做进一步的沟通与交流。

（2）沟通：沟通是一个人将信息直接或间接地传递给另一个人的过程，是人类互动中信息作用的结果。沟通可分为语言性沟通和非语言性沟通，具有个体差异性并随着时间而发生动态的变化，是发展和维系人际关系的媒介。沟通的途径较多，包括面对面、电话、电子媒体或文书等多种媒介，人与人、人与环境通过沟通活动取得联系。

（3）互变：互变是为达到目标而有目的的互动过程，包括观察人类与环境相互作用的行为，以及评价人类内部的互动效果。互变是以个体感知为基础，针对一定时间内的经历和事件，具有独特性。King将互变解释为个体进行信息编码、传递，并且通过感知或逻辑判断等完成信息处理，最终采取行动的一个连续的行为过程。

（4）角色：角色是指处于一定社会地位的个体或群体，在社会系统中被期望的行为和担负的责任，是人们在现实生活中的社会位置及相应的权利、义务和行为规范。如果一个人的行为与期望的角色不一致，那么就会出现角色矛盾冲突和混乱。角色是可以学习的，具有多重性、相互性、社会性、复杂性和情境性。护士的角色就是护士在他人需要护理的情况下所发生的人际互动，护士根据所拥有的知识与技能来进行专业护理，帮助他人确立和实现护理目标。

（5）应激：应激是个体与环境在互动过程中维持成长与发展动态平衡的过程。应激包括人与环境之间为了调节和控制应激源所进行的能量与信息的交换。应激具有个体差异性和不同的强度。应激可以是有益的，促进成长的；也可以是破坏性的，损害健康的。

3.社会系统

社会系统由社会中有着相同利害关系的群体组织组成，用以维持生命健康和日常活动，包括家庭、社区、社团、政府部门、工作机构等。King在

1992年发表的文章中建议护士在评估服务对象的社会系统时，要注意评估个体的成长与发展背景、社会文化状况等多种要素。社会系统包含的概念有组织、权威、权力、地位和决策等。

（1）组织：组织是根据既定的角色和地位，利用所有条件，以达到个体或组织的目标而组成的一个机构。组织应能委派个体以一定的职位从而安排小组活动；能明确角色、职位以及活动的具体功能；明确目标和达到目标所必需的条件。

（2）权威：权威是一个人用其背景、感知和价值观去影响他人，并使他人认识、接受、顺从该人的力量。权威可以通过下达命令、指导和对行动负责等行为体现，具有普遍性和合法性。

（3）权力：权力是在组织中为达到目标而利用各种条件的能力，是独立个体或更多的人在一定情境下影响他人的过程，是组织和维护社会秩序的力量。权力具有普遍性、动态性、目标性，可以在互动中或决策中体现。

（4）地位：地位是个体在组织中的位置，或在某一组织中一个小组与其他小组之间的关系。地位与利益、责任和义务同时存在，与职位有关，具有情境性、可逆性。

（5）决策：决策是个体或小组为达到目标而对各种可能方案进行选择的一个动态的、系统的过程。决策对调整每个人的生活和工作都是必需的，具有普遍性、主观性、情境性、目标性和个体差异性。

二、模式的应用

King通过将其他学科的知识与护理专业知识的有机融合，发展了其概念系统模式，该模式在护理实践领域中最重要的贡献是发展了众多新理论并应用于护理实践。King本人在其2001年出版的著作中着重指出，理论家发展出的概念框架与模式不可以直接应用于护理实践，护士需要从理论中获取所需知识并用于指导实践。因此，学者们根据King的概念系统模式发展出众多理论用于指导护理实践，包括达标理论（King，1981）；护理管理理论（King，1989）；社会支持与健康理论（Frey，1989）；权力结构理论（Sieloff，1991）；感性认识理论（Brooks & Thomas，1997）；个体系统移情理论（Alligood & May，2000）等，其中最著名的理论为由King本人发展的达标理论。

达标理论主要源于概念系统模式中的人际系统，重点阐述了发生在人与人之间，特别是护士和患者之间的相互作用。

（一）达标理论的基本假设

1.King于1981年提出的假设

（1）在护患互动中，如果相互感知准确，就会促进互变；

（2）如果护患之间存在相互转变，就能促进目标实现；

（3）如果目标实现，护患双方就会产生满意；

（4）如果目标实现，护理照护就是有效的；

（5）如果护患互动中有所转变，就会促进双方的成长与发展；

（6）如果护士与患者的角色期望和角色行为相一致，就会增进互变；

（7）如果护士与患者中有角色冲突，护患互动中就会出现应激；

（8）如果护士具备专业知识和技能，能适当地与患者沟通，就会促进共同制定目标和实现目标；

（9）个体对自我的认识将有助于建立有效的护患关系；

（10）对护患相互作用空间和时间的准确感知可促进互变。

2.King于1990年提出的假设

（1）共同目标的建立将提高完成日常生活活动的能力；

（2）护患双方共同建立目标可促进目标的实现；

（3）参与目标建立的患者，其目标的实现优于未参与目标建立的患者；

（4）共同目标的建立将提高老年患者的信心；

（5）在护患相互作用过程中感知一致可促进共同目标的建立；

（6）目标实现可降低护理情境中的应激与焦虑；

（7）角色期望和角色相一致可增进护患互动中的交流。

（二）达标理论的基本内容

King认为不同的个体从相互认识开始，在互动过程中，每个人对彼此会做出一定的判断并做出如何行动的决策；根据双方对当时情境的反映，通过共同商讨后制定目标，最终实现相互转变。护士与患者两个原本陌生的人在同一个保健组织内互动，在这个过程中可体现出帮助者与被帮助者的角色功能。与该理论有关的主要概念有：感知、沟通、自我、互动、互变、角色、成长与发展、决策、时间和空间、应激等。

分析护患互动互变过程可以看出，护士和患者双方都要通过感知、判断、行动、反应、互动等过程，最后才能达到真正的相互转变。在护理过程中，护士和患者分别进行感知、判断和行动，然后相互做出反应，产生互动，若双方能达到感知的统一并能消除阻碍因素，就会促进相互转变；如果在互变的过程中，出现周而复始的判断、感知，同样也能增进互变的效果。护士的个体系统和患者的个体系统在人际系统中互动，而他们的人际系统还受周围的社会系统所影响。

（三）达标过程

为了便于护士在实际工作中更好地应用达标理论，King对达标过程做出了进一步的解释，包括以下四个阶段：

1.确定共同目标

护士与患者通过互动确定共同的护理目标，且双方意见达成一致；如患者的意识、年龄等不允许其主动做出决定，则护士要与患者的直接照顾者或监护人共同制定目标；制定目标时，护士必须充分了解患者的关注点、当前问题、症状与体征、护患双方对护理干预的认知及期望程度等内容；在这一过程中，要求护士向患者及其家属分享必要的护理信息。

2.找到实现目标的途径

护患双方通过评估目标达成的可能性，最终形成实现目标的护理方案，要求双方意见须一致。

3.达成互变

护士与患者共同实施双方均认可的护理方案，在互动过程中达成互变。

4.实现目标

护士与患者双方共同完成互动互变过程，其结果体现在患者健康状态的恢复、自身能力和功能的提升等方面。

（四）达标理论和护理程序

King认为护理程序是一种工作方法，其达标理论则提供了应用护理程序的理论基础。达标理论的所有概念在护理程序中均得到了应用。但是在整个过程中，具有感知、互动、互变意义的沟通对达标最为重要，体现在每个阶段中。与护理程序的过程相一致，King的护理程序也分为评估、诊断、计划、执行和评价5个步骤。护士与患者通过相互沟通收集资料，在分析资料的基础上共同确立诊断，制定目标，寻求达到目标的措施并付诸行动，最后评价目标是否实现。

1.评估

评估是护理程序的第一步，发生在护患互动的过程中。

在评估阶段，护士需要收集患者的一般资料和健康史，包括年龄、性别、教育背景、成长与发展水平、社会文化背景、环境因素、生活饮食习惯、自我认识、角色、沟通能力、应激事件、应对技巧等。护士还需要收集患者目前的健康状况（包括诊断和治疗）、用药情况、社会资源及利用状况，包括家庭成员对患者健康的关心程度和照顾能力等。

在评估过程中，护士通过观察、交谈、体格检查、阅读文献等收集健康资料，达标理论中的所有概念均可用于评估阶段。感知是收集资料的基础，影响护士感知的因素有护士的社会经济、文化背景、年龄、工作经历、对患者的诊断等；影响患者感知的因素有患者的年龄、感官、功能、性别、受教育程度、社会背景、自我认识、既往病史、用药史、饮食史、对健康的态度、对监控保健系统的了解等。沟通则是证实感知准确性所必需的行为，没有沟通就没有相互作用。

2.诊断

在收集资料的基础上通过分析资料，确立患者寻求帮助解决的健康问题，得出护理诊断。这是护患分享彼此评估的结果，体现了在具体情境中护士综合运用自然科学和行为科学的能力。由于应激与功能紊乱密切相关，因此应激是这一过程的重要概念。

3.计划

计划就是在综合分析信息的基础上，针对患者的健康问题，护患彼此交换信息，共同制订护理目标，设计促进达到目标的护理计划或活动，属于互变过程的一部分。在计划过程中，患者有权参与决策；当患者不能参与目标制订时，应鼓励其家庭成员参与，护士与家庭成员这时需要加强沟通。

4.执行

为了实现共同制定的目标，落实双方的决策，护士和患者之间相互作用，执行各项措施以期达到目标，这就是执行阶段，也属于互变。King强调互动过程中的沟通并非仅限于语言性沟通，主张患者主动参与实现目标的行动。在这一阶段，应用以目标为导向的护理记录单（the goaloriented nursing record，GONR）详细记录护理过程中的互动、互变情况。GONR包括以下要点：基础资料、目标一览表、护嘱动态表格、护理进展记录、出院小结。护理记录单提供了一个动态记录护理过程的工具，在使用护理记录单的过程中，患者在护理过程中出现的护理问题以及护理目标的改变均能随时在护理记录单中得以体现。在整个过程中，King强调护士需要随时评价患者的感知变化从而使双方的护理目标趋于一致。

5.评价

King设计了达标量表用以描述护理结果，评价目标是否实现，同时也评价了护理的有效性。若达到目标，则结束护理程序；若目标未达到，则需进一步分析没有达到目标的原因。护理程序的任何一个环节受到影响，都有可能导致目标无法达到。

（五）对护理学元范式核心概念的阐释

King对护理学元范式中的四个核心概念：人、健康、环境和护理均做出了清晰的阐述，她认为人是护理的核心，护理的重点是促进人与其周围环境的互动，发挥其社会角色功能并使人获得健康。

1.人

King认为人具有社会性，在各种状态中具有感知、控制、判断的能力，并具有目的性、方向性和时间性；人有能力通过语言和其他符号记载历史并保护文化；人是与环境相互作用的开放系统；人是一个独立而具有实际价值的整体；人具有不同的需求和目标。

基于对"人"的定义，King对护患互动的这一现象特别指出：护患的感知、目标、需要和价值会影响他们的互动过程；护士有责任提供相关保健知识信息，以帮助每个人做出有关其保健的决定，个人有权接受或拒绝健康保健的服务。

King进一步指出人具有3种健康需要：①获得保健知识的需要；②预防疾病时寻求照顾的需要；③不能自我护理时的被照护需要。

2.健康

健康被认为是生命过程中的一种动态状态，意味着持续地应对内外环境中的应激源，有效地利用各种资源以获得最大限度的日常生活潜能；是卫生保健人员、患者及其他相关人员之间相互作用的结果。疾病是健康状态的偏差，包括个人在生理或心理上发生的失衡，或是社会关系上的冲突。理论家在1989年指出健康与疾病之间是线性关系，两者之间存在动态变化过程。

3.环境

环境是个体与其周围互相作用而达到相互协调、维持健康的场所，是不断变化着的开放系统，包含内环境和外环境。内环境指个体内的细胞、器官、思维方式等或系统内部的组成情况。外环境包括所有影响到个体的外在因素，如空气、饮食、经济状况、职业特点等或直接与系统进行交换的能量和信息。对护理工作而言，环境是护理的基础，开放系统产生于系统与周围环境、个体与环境的相互作用的过程中。

4.护理

护理是护士与患者在护理情境中分享感知信息后而进行的行动、反应和互动的过程；King认为护理学是一门帮助性的专业，护士与服务对象通过沟通、制定目标、寻求对策以共同达到目标，是可以观察到的行为。护理的目的是帮助服务对象、群体乃至社会维持健康，以使其在社会中实现角色功能。护理的范围包括促进、维持和恢复健康，照顾患者、伤者及濒死者。

在实施护理措施的过程中，King认为有五个概念可以诠释她对护理干预过程的认识，即感知、行动、反应、互动与互变过程。

（1）感知：感知过程发生于互动与互变过程的起始，护士与服务对象（患者、家庭或群体）的认识之初。通过双方的感知对自己及对方的想法与价值观进行初步判断和评估，从而制定出双方基本认同的初步目标。

（2）行动：King认为行动包括一系列的行为反应，是人与人之间相互作用的行为结果，包括：①确认当前条件；②依据现有条件行动；③实施护理干预以期达到既定目标。

（3）反应：King认为在互动–互变过程中，双方都在观察对方在采取行动过程中和其后的反应（reaction），通过评估不断修正目标以采取下一阶段的行动。

（4）互动与互变过程：King认为感知–行动–反应是一个连续的护理过程，在这个过程中护士与服务对象的相互作用，彼此都会受到对方的影响，护理能力均有所提升，这一过程被King定义为互动–互变过程。

（六）达标理论的应用

King的概念系统模式及达标理论自创立以来，被广泛应用于临床护理、护理教育、护理研究和社区护理中。通过实际应用，提升了护理服务质量，理论也得到了进一步发展和完善。

1.在临床护理和社区护理中的应用

在过去的几十年里，众多护理人员一直在探讨在不同机构和不同人群中应用达标理论的体会，如在医院、疗养院、社区和家庭等机构以及用于精神障碍疾病患者、患病儿童、心脏疾病患者等的体会。通过评估患者的感知、沟通、互动、自我、角色和生长发展等，确认是否存在需要帮助的问题，共同决策，制订针对问题的目标和计划，通过护士与患者或家属共同执行计划，帮助患者恢复健康。

在临床护理实践的应用中，也肯定了以King的达标理论为框架设计的、以目标为导向的护理记录单和达标量表对于护理工作的指导作用。以目标为导向的护理记录单可以帮助护理人员收集资料、识别问题、实施护理，促进了共同目标的实现；而达标量表则有助于描述护理的结果，评价目标是否实现，还可以测量、评价护理的有效性。临床实践证明，应用达标理论，约有

70%以上的患者达到了目标。

在社区护理方面，1984年King就在北卡罗来纳州召开的第八届社区护理研讨会上，报告了她的概念系统和达标理论在社区护理中的应用，此后不断有护士发表这方面的论文。社区护理的对象包括不同社会系统中的各种人群，社区护士应有针对性地应用动态互动过程模式，注重人际系统，为个人系统提供护理服务。

2.在护理教育中的应用

自20世纪60年代初开始，King将其达标理论应用于俄亥俄州州立大学、休斯敦大学及芝加哥洛约拉大学等护理学的课程设置中，在课堂上着重讲授达标理论中的基本概念，对概念的进一步理解则通过临床实际应用。在护理的学位课程（学士和硕士）中，King利用达标理论指导内、外科护理实践。King在其20世纪80年代出版的《护理课程与教学》的专著中指出，其课程的内涵不是一成不变的，而是随着对理论研究的深入不断发展的，这说明达标理论对于21世纪的护理教育仍有十分重要的指导意义。

3.在护理管理中的应用

King的达标理论在应用于护理管理领域时，其主要关注点在于护士与患者之间有目的的互动与相互影响，最终使双方目标趋于一致并得以实现。在这一过程中，护理管理者要善用激励方法，帮助护士找准自身定位、提高自身能力（包括理论知识水平、业务技能与执业能力）、加深对护理学科的理解，从而有效地提升护理质量。

4.在护理科研中的应用

为了检验达标理论，King积极开展描述性研究，并将研究的重点确定在护患达到目标的相互作用过程。King以医院内自愿参加该项研究的患者和护理专业毕业实习生作为研究对象，根据设计，在开始研究前对学生进行非参与式观察技巧的培训，然后采集语言和非语言沟通行为等原始资料，用非参与性观察方法，收集医院病室里护患作用的信息。测试学生与患者之间的多种互动、互变形式，最后评价患者和学生的共同目标是否达到。结果表明患者和学生彼此有正确的感知、充分的沟通、共同确定的目标时就能促进达标。通过这项研究，King设计出一个分类系统，用于帮助护士判断其行为是否有利于目标实现。

King的达标理论中的相关概念相继被美国、日本、瑞典、加拿大等多个国家的护理研究者从众多方面进行了研究，内容涵盖成人护理、儿童护理、家庭护理、精神病护理、急救护理和慢性病护理等。达标理论在护理研究中得到了发展和充分利用，如通过研究，设计出以目标为导向的护理记录单（the goal-oriented nursing record，GONR），应用达标理论检验患者的满意度等。

三、模式的分析与评判

King在开放系统结构的基础上发展了她的概念系统，人际系统尤其是护患关系是该理论描述的重点，其特征有以下几点。

（一）理论可将概念进行关联

针对护患系统的互动，King的概念系统将感知、自我、沟通、互动、互变、角色、成长与发展、决策、时间和空间、应激等概念有机地联系起来。King提出的互动-互变过程符合护理的规律，是该理论的重要特色。

（二）理论经得起检验

King在概念系统和达标理论中提出的假设，大多在后继的临床实践和护理研究中得到了验证。King为了检验其概念系统所设计并进行的研究结果，也表明当护士和患者共同制定目标后，通过正确的感知、充分的沟通，就能促进达标。

（三）理论能指导并改进护理实践

King的概念系统模式的相关内容已被广泛应用于护理教育、护理研究、临床护理和社区护理中，得到大家公认的是其理论有助于提高护患互动的效果和护理质量。她的护理记录单和达标量表，为护理工作的记录和效果的评价，提供了一种系统的方法和评价的工具。

（四）理论与其他相关理论是一致的

King的概念系统是在参考大量护理学及其相关学科的文献基础上建立和发展起来的，与其他已确定的理论、定律和原则是一致的。King的理论观点与其他护理理论家的观点有许多相似之处，如奥兰多的观点、佩普劳的观点等。

（五）理论尚不够完善

概念系统在促进学科发展方面的作用是毋庸置疑的，但它仍然存在一些缺陷。

（1）理论主要运用于个体系统和人际系统，而社会系统与其理论内容的联系较少，因此在群体中运用的机制不够清晰。

（2）对应激的讨论偏向于消极方面。

（3）理论家对内环境和外环境的解释稍显苍白，虽然King本人认为她在社会系统中对内、外环境的内涵做出了一定的说明，但是事实上这两个概念的清晰性还不够。

（4）用人文学科的概念解释护理现象较多，但对护士应具备的有关医学知识和技能却未加说明。

第三节　迈拉·E·莱温的守恒模式

守恒模式由美国护理理论家Myra Estrin Levine（迈拉·埃斯特林·莱温）在20世纪60年代提出。模式阐述了个体与护理如何通过适应这一过程，维护个体的整体性和完整性。模式包含3个核心概念：适应、整体性和守恒。其中，适应发生在个体内在和外在环境改变时，是实现守恒的动态过程；整体性是守恒的最终目标，是Levine模式中健康的意义所在；守恒是适应的产物。当适应完成、守恒达到时，个体也获得整体性。守恒包括4条原则，即能量守恒、结构完整性守恒、个人完整性守恒和社会完整性守恒。护士有责任通过各种护理活动，促进和达成上述4种守恒，维护人的整体性，恢复和促进个体健康。

一、模式的基本内容

（一）理论的基本假说

1.关于护理的假设

护理干预是守恒活动，护理要促进守恒，维护个体在多维层面的完整；护理的基本原则是守恒，护理的所有活动都需围绕促进和获得守恒展开。护理活动要以尊重生命、减轻痛苦为基础，必须符合伦理道德规范。

2.关于患者的假设

人不是身体各部的简单组合。人是有感情的、有思考的，人会反思和展望，其行为反应具有目的性和可预测性。人成为患者仅仅是因为其遭受的痛苦，患者的地位在护患关系中不应被矮化。人受环境的影响，并有能力与环境互动。人与环境的互动受时间和地点的限制。人也会对环境中的事物和情景进行了解和判断。人对环境的反应具有独特性，并趋向于以整体的方式进行。人可以自己决定行为，人的个人意志应该受到尊重。

3.关于护士的假设

护士有责任创造利于康复发生的环境。护士有责任将注意力放在患者及其与内外环境的互动与复杂关系上。

4.关于护患关系的假设

护患关系建立在以患者为中心的护理基础上。护士不能代替患者做决定。护士需要接受患者个人独特的适应方式。

（二）理论的主要概念

1.核心概念

Levine守恒模式有3个核心概念：适应、整体性和守恒。3个概念中，适应是实现守恒的过程，守恒是适应的结果，守恒目的是维持整体性、获得健康。

（1）适应：适应是个体为维持完整性，对环境做出因应性反应的过程。Levine认为，生命的过程就是适应的过程。适应是个体生存的基础，促使个体与环境互动协调。适应是动态变化的，适应的结果可有程度差异。有的适应是成功的，即个体动用最少的资源却获得最大限度的保护，健康得到保障。有的适应不成功，个体疾病进展，健康状况进一步恶化。Levine特别强调，适应无好坏之分，使用"适应不良"进行论断没有意义。对个体而言，更重要的是在适应不成功时，继续与环境互动，持续进行适应。

适应具有3个特征：①历史性，指人对环境的反应建立在遗传和个人既往经历的基础上。②独特性，指每个个体的适应反应有其特定范围，展现出多样化的结果。即同样的刺激，个体的反应可能存有共性，但不同个体反应的范围或者程度可出现差异性结果。个体的反应与遗传、年龄、性别和个体经历相关。例如高血压会引起头痛、头晕，甚至导致脑卒中。人类对高血压的反应虽然大致相同，但不同个体发生高血压时，其血压水平、相关症状出现时间和症状程度则表现出个体差异。③冗余性，指当环境出现挑战时，个体体内的各种反馈机制促使机体做出种种反应，这些反应像"瀑布"一样层叠出现，使个体的适应出现多个选择（冗余选择），让个体的适应具备多重保障。因此，适应的冗余性能帮助机体以最经济的方式消耗能量，对个体健康有缓冲保护作用。当个体具有冗余选择时，其生存与健康机会增多。例如肾功能衰竭时，患者身体的各个系统会出现系列代偿，这些代偿构成患者的冗余选择。如果患者的冗余选择多，患者生存概率增大。但当患者拥有的冗余选择少，原有代偿被不断消耗时，个体的生存就变得越来越困难。

（2）整体性：Levine守恒模式"整体性"来源于Erikson开放系统。Erikson认为，开放系统作为一个整体包含多个部分，但各部分互通开放，整体上良好、有序、持续推进地进行互动。Levine认为，人也是一个开放系统，拥有不同的功能系统，各系统作为一个整体相互协作，使人与环境之间持续发生相互作用。如果这种作用处于一种良好的、有序、持续推进的状态，则表示个体适应环境、个体健康。需指出的是，Levine守恒模式的整体性概念，常作为健康的同义词出现。此外，理解整体性还需注意完整性的概念范畴区分，后者考虑了个人的独特价值和自我认同，和个体与环境的互动相关。因此，护理不仅要维持和促进个体的整体性，还要保持和促进个体与环境持续的、开放的互动，促进个体健康。

（3）守恒：守恒是适应的结果，是个体与环境的动态平衡。守恒的达成包括能量、结构完整性、个人完整性、社会完整性四个方面。个体在适应环境时，首先需要调动各种能量供应，使个体的能量供给与机体需求达到动态平衡，获得能量守恒。个体也需要重新获得结构、个人和社会完整性的守恒，以恢复和促进健康。护理的过程，就是促进和达成守恒的过程。

2.其他概念

机能反应指患者在适应环境过程中的行为改变或功能水平的改变，是Levine守恒模式中用于评估环境影响和护理效果的重要指标。机能反应有4个层面，这些反应可以是生理的，也可以是行为的，能帮助机体保护和维持完整性。

（1）恐惧反应/对抗逃避反应：恐惧反应/对抗逃避反应是机体最原始的反应，使机体从生理与行为上做好准备，应对突然或意想不到的环境改变。机体肾上腺皮质激素的变化就属于机体的恐惧反应。

（2）炎症免疫反应：炎症免疫反应是机体第二个层面的反应，可帮助机体对抗有害刺激影响，促进愈合，维护机体结构完整。

（3）应激反应：应激反应是机体第三个层面的反应，适度的应激有利于机体应对外界刺激。随时间进展，患者每一次应激的效应也逐渐累积。应激反应积累到一定程度时，可对机体带来损伤。

（4）感知反应：感知反应是机体第四个层面的反应，其目的是收集环境的信息，并将其整合为有意义的体验，例如安全感、尊严感。感知反应是个体发展个人认同的重要方式，包括定位、视觉、听觉、触觉和味觉五个维度的反应。

Levine机能反应的4个层面不是序列出现的，而是整合出现的。整合情况受到患者认知能力、既往经验值、相关关系辨识力和个体适应能力影响。

（三）对护理学科元范式中核心概念的诠释

1.人

Levine认为人首先是整体人，其内涵包括三个基本维度：人是由若干子系统构成的系统；人具有整体性，各系统间保持开放流动，共同有序而良好地适应环境；人具有完整性，个体不仅独立，也有自我认同，个体通过与他人或事物发生联系获得自我价值和社会价值。因此，人的完整性需要有意义或有价值的社会生活。需注意的是，Levine模式，人的概念还可引申用于指家庭或社区。

2.健康

Levine认为，健康和疾病是人适应改变的两种不同方式。健康可简单理解为个体对环境的成功适应，是护理追求的目标。健康概念很复杂，如从社会的角度看，健康可体现为个体承担社会角色，发挥社会功能的能力。Levine认为个人对健康可以有自己的界定，健康的界定也受到文化的影响。Levine的健康概念蕴含了整体性与完整性内涵。

3.环境

环境是个体实现整体性的因素，个体完整性的威胁来自环境的变化。环境包括两个方面：内环境和外环境。Levine强调，个体的适应包含了内环境和外环境的交互作用。

（1）内环境：Levine内环境来自Bernard的内环境观。内环境是个体生理、病理过程的物质基础，并持续受到外环境的挑战。理解内环境有两个重要的维度：①稳态，强调个体本身与环境达到的动态平衡。②稳向，即稳定的流动，用于描述个体在一定的时间跨度内，在变化的环境中为维持健康所采取的变化的适应方式，强调适应在"空间-时间"连续体上的流动。个体通过稳向，使体内各种反馈机制发生作用，维持身体功能的完整，使机体达到"稳态"。

（2）外环境：Levine借鉴Bates外环境三层次论，将外环境分为3个层面：①感知性环境，指个体可通过感觉器官的感知，掌握和解释环境，如温度、光线、声音等。感知性环境强调了个体在认识环境中的主动性。②操作性环境，指个体的感官不能直接感知，但与个体的组织发生相互作用的环境，例如微生物、重力、辐射、污染等。操作性环境可对个体的健康构成潜在威胁。③概念性环境，包括语言、理念、象征符号、概念、民俗、文化、价值观、宗教以及个体从生活经历中习得的心理反应模式。Levine有关"人有情感，具有理解力，可以反思过去、展望未来"基本假设，就建立在概念性环境基础上。

4.护理

护理本质上是人与人的互动，发生在个体需要某种程度的照顾时。因此Levine将护理看作以"个体对他人存在依赖性"为基础的学科。护理需要积极进入到患者的环境中，为患者适应环境提供支持。

（四）守恒原则

Levine的守恒模式包含4条守恒原则，这些原则从不同的角度，概括了维护健康的基本要求，可为护理人员开展护理评估、制定护理计划和措施提供参考。

1.能量守恒原则

能量守恒原则指所有生命过程本质上都依赖于个体能量的输出与消耗。维持正常生命活动，需要维持能量输出与消耗的平衡。能量守恒是个体对疾病的一种自然抵御。例如个体发生急症时变得嗜睡、活动能力减退，就是因为机体自动地降低了对能量的需求，将节省的能量用于调动免疫系统功能。保持能量守恒对危重患者尤为重要。在护理实践中，护士可根据生命体征、患者的活动情况、一般情况评估个体能量消耗情况。需注意的是，即使在休息状态，维持生命所必需的基本活动仍会导致能量的消耗。护士可通过采取减少能量消耗的措施，帮助患者保持能量守恒，例如对急性心肌梗死患者采取限制活动措施，对重症肝炎患者采取鼓励多休息措施，都利于促进患者能量守恒。

2.结构完整性守恒原则

结构完整性守恒原则指保持或恢复机体的结构完整，防止机体损伤，并促进机体愈合。Levine认为，结构完整性改变，可以是外伤性的，也可以是慢性病引起的组织或结构的病理生理改变，例如肝硬化带来的肝脏组织的改变。一些治疗性的外科操作也会带来结构完整性改变。护士应早期识别影响机体结构完整性的危险因素，采取护理措施，减少机体组织的进一步损伤，促进受损组织和结构愈合。例如对长期卧床患者，通过定期翻身和床上活动，预防关节畸形和压疮发生。

3.个人完整性守恒原则

个人完整性守恒原则要求维持或重建个体的自我认同感、自我价值感，承认个人的唯一性（独特性）。个人完整性的核心是自我身份认同和自我尊重。Levine认为，疾病、频繁入院，以及患者住院期间的个人权利和权益是否得到保障会影响患者个人完整性。护士有必要采用各种手段维护患者基本权利与权益，例如自主决策的权利、隐私的权利、对私人物品处置的权利等。Hall认为，一些情况下，出于尊重患者安全需要，与患者保持适当的距离也是促进个人完整性守恒的重要方式。需注意的是，如果患者的个人卫生习惯、生活习惯、疾病和健康观念得不到护士尊重，就可能导致患者个人完整性受损。因此，护士接纳患者、尊重患者，并将接纳心、同理心、爱心融入护理活动，有利于促进患者个人完整性守恒。

4.社会完整性守恒原则

社会完整性守恒原则要求重视个体的社会性，尊重和认可个体的社会角色和社会关系。Levine认为个体是由其生活的社会环境塑造的。个体通过与环境互动界定个人社会角色，获得社会价值。个体的家庭、朋友、工作、学校、文化、种族、宗教均影响社会完整性的形成。护士通过促进和识别患者与社会环境的互动，特别是促进患者与和其有密切关系的社会要素的互动，有利于帮助个体维持其社会完整性。护士也需要注意，护患关系也是个体与社会环境的一部分，维持良好的护患关系也利于维持个体社会完整性守恒。

（五）守恒模式的护理程序

Levine守恒模式的护理程序又被称为"守恒的护理程序"，围绕4个守恒原则开展护理工作。该程序包括类护理诊断、干预与效果评价三个步骤。其中，"类护理诊断"是Levine使用的新术语，有别于传统的护理诊断。Levine强调通过科学的方法收集资料，针对环境对患者造成的不良影响及患者需求做出假设判断（类似"护理诊断"），形成有关干预的假设性陈述（类似"护理计划"）。

1.类护理诊断

类护理诊断以4个守恒原则为框架，其目的是为护理活动的合理性提供科学依据。

（1）评估：Levine强调护士要注意收集那些影响护理过程而非医疗过程的资料。护士通过观察个体的机能反应，阅读诊疗报告，咨询患者本人及关系密切者等多个渠道收集有关患者及其环境的相关资料。评估要点见表3-1。

表3-1　守恒模式的评估要点

守恒原则	评估要点
能量守恒	识别与患者本次就诊所患疾病有关的能量消耗及能量摄入情况，评估能量消耗与摄入是否平衡 主要指标：生命体征、一般情况、活动情况、血氧饱和度、血糖、电解质等
结构完整性守恒	与受伤和疾病过程有关的信息，包括患者正在发生的病理生理过程、伤口愈合进展、治疗性外科干预的效果
个人完整性守恒	患者生活经历、患者参与决策的兴趣、患者对自我的感受等
社会完整性守恒	影响患者自我认同感的社会方面的相关信息，包括患者的重要关系人，患者的生活、工作和学习情况，患者的宗教信仰、文化、种族等

（2）假设判断：护士严密分析资料，对资料中的刺激性信息保持敏感，对患者的处境（即环境对患者带来的不良影响）及患者需求做出假设判断。

2.干预

护士遵循相关管理规定，对照有关护理标准，利用可及资源，围绕4条守恒原则开展干预。干预措施分为治疗性和支持性两类：治疗性措施是促进患者适应和恢复健康的措施；支持性措施是当不能对疾病本身发展过程施加影响时，促进患者舒适和完整性的措施。干预要点见表3-2。

表3-2　守恒模式的干预要点

守恒原则	干预要点
能量守恒	促进能量摄入与消耗达到平衡，增加能量摄入或减少能量消耗，例如温水降温、加强营养摄入、限制活动
结构完整性守恒	维持或者重建机体结构的完整性，避免或减少进一步结构性损伤，例如保持床单平整、敷料使用

续表

守恒原则	干预要点
个人完整性守恒	帮助患者维持其自我认同感、自我价值感和自尊,例如尊重患者的物品选择权、个人决策权
社会完整性守恒	认可个人的社会性。包括重视患者家庭、社区因素影响,促进患者与社会的互动交流等

3.评价

护士评价的重点在于判断护理措施有效性,即在能量守恒、结构完整性守恒、个体完整性守恒和社会完整性守恒这4个方面的有效性。必要时修改类护理诊断。

二、模式的应用

(一)在理论发展中的应用

作为一种概念模式,Levine守恒模式可用于发展理论。目前根据守恒模式发展的较为成熟理论主要有:守恒理论、冗余理论、治疗目的性理论以及早产儿健康促进理论。其中守恒理论是一个广域理论,其他三个理论都是中域理论。守恒理论植根于守恒概念,强调所有护理活动都是守恒原则的运用。冗余理论常用于解释人的衰老过程,也可帮助理解适应和改变。治疗目的性理论用于帮助护士针对生命的不同过程和场景开展相应的护理,强调护理的目标应超脱生物范畴。它常被视为守恒原则的延伸,在护理实践中有广泛的应用。早产儿健康促进理论针对早产儿及其家庭的护理需求设计,用于指导新生儿护理实践。

(二)在临床护理中的应用

Levine守恒模式在临床护理中有广泛的应用。Wood与Alligond曾比较各常见护理理论的应用情况,发现Levine守恒模式可用于多个亚医学专业,如心血管疾病、癌症、烧伤、癫痫、重症监护、慢性疼痛等,涵盖急症、重症、慢性病多个疾病范畴。Levine守恒模式可覆盖人的整个生命历程,研究对象涉及"新生儿-婴儿-儿童-青少年-成人-老年"各个阶段人群。Levine守恒模式也可用于多个护理环境，如医院、长期性照护机构和社区。

（三）在护理教育中的应用

Levine发展守恒模式的初衷之一就是帮助学生系统掌握和应用护理知识，其专著《临床护理导论》已多次再版，用于各类护理引言性课程使用。一些学者还将Levine守恒模式用于发展特定课程，如重症监护课程、心电图检查中的护士角色课程，发展护理硕士生课程体系。

（四）在护理科研中的应用

Levine守恒模式常作为理论框架广泛地应用于各类护理研究中，指导护理科研的设计。目前也有运用守恒模式于博士论文设计的报道。Levine守恒模式在科研设计中常用于某一特定主题的初始阶段研究，或用于指导研究变量设计。例如Winslow等人关于氧耗量与沐浴方式的研究，就参考了能量守恒原则做设计。更有学者指出，Levine守恒模式强调个体的整体性和全人护理，重视患者自身的理解、感受，也适合用于质性研究或者混合研究设计。这类设计将有助于全面了解患者适应环境、努力维持和促进健康的过程，展现护理的科学性和艺术性。

三、模式的分析与评判

（一）概念模式起源的解释

Levine从守恒模式的第一篇文章"适应与评估：护理干预的依据"开始，就明确地对模式产生的背景、借鉴的学者及其思想进行了说明。Levine在后续出版的相关专著和文章中，多次反复提及这些学者和思想。在其去世前撰写的最后一篇文章"护理守恒原则：二十年再述"中，Levine再次对其中重要的引用和借鉴进行强调说明，Levine守恒模式起源清晰可循。

（二）概念模式的内容全面性

1.内容深度

Levine守恒模式中，对护理学元范式的四个核心概念，守恒模式自身的三个核心概念和其他相关概念的内涵、维度进行了全面的论述，让各概念具备了清晰的范畴。Levine守恒模式还对各概念间动态联系进行了脉络清晰的说明，让各概念能各司其职、相互呼应地动态展示守恒模式内容，使模式具有相当的理论深度。

2.内容广度

从Levine守恒模式的应用看，守恒模式能较广泛地指导临床护理、护理教育、护理管理、护理研究各不同领域的护理实践，提示模式具备一定的内容广度。但是，由于守恒模式个别概念的测量有困难，例如适应的概念，社会完整性守恒概念，使模式整体的大范围应用受到影响。另外，虽然医疗系统是患者生病就医后与其接触最为密切的社会环境，Levine也特别强调护士应积极参与到此社会环境中，但对于该系统如何与患者的互动说明较少，这可能会限制守恒模式在多学科合作医疗保健中的应用。

（三）概念模式的逻辑一致性

Levine对守恒模式的论述逻辑上具有一致性及关联性。Levine对概念的论述集中地反映了她的整体观、能动观等。而概念间的相互关系也体现了这些观念。例如Levine认为适应是实现守恒的过程，人不断与环境进行互动，这种互动产生了适应的需求。当环境变化时，人需要进行适应。成功的适应将达到与环境的最佳匹配，获得能量、结构完整性、个体完整性和社会完整性四方面的守恒。守恒的目的是维持个体的完整性，达到健康。

（四）概念模式的理论延伸

如前所述，从Levine守恒模式出发，目前已经延伸出四个理论。这四个理论各有其适用的领域和效用。展示了守恒模式的良好理论延伸性。

（五）概念模式的合理性

1.社会效用

从前述"理论应用"部分看，临床护理、护理教育、研究、管理领域都有应用Levine守恒模式的报道，提示守恒模式在相关领域具有实用指导价值。对于模式概念测量难、影响应用的问题，学者们正在不断发展和完善各概念的可测量指标，如已发展的测量能量守恒指标有生命体征、血糖、血压、血氧饱和度等。测量结构完整性指标有皮肤完整性、肝肾功、影像学等。Schaefer指出，随着可测量指标的不断发展完善，可预期守恒模式在护理的应用将会越来越广，其社会效用也会增强。

2.社会认可

目前有关莱温守恒模式的出版物、应用与研究报道主要集中在英语国家，特别是其发源地——美国。守恒模式在其他国家的应用相对较少。在我国，除台湾地区报道和大陆第1版《护理理论》研究教材外，只有赵博伦等少数学者对守恒模式进行了介绍。而利用守恒模式开展研究的文献报道，截至完稿为止，暂未检索到。这提示了守恒模式在非英语母语国家，其社会认可欠理想。

3.社会意义

目前缺乏高质量的二次研究如系统评价等说明守恒模式的应用效果。但从文献资料看，有学者认为守恒模式对于指导老年认知障碍患者的护理实践，以及重症监护室心理障碍患者的护理实践，可能具有重大社会意义。

（六）概念模式对护理知识和护理学科的贡献

Levine守恒模式起源于20世纪60年代，当时护理的科学性及护理活动的合理性常常受到其他学科的质疑，Levine追求护理的科学性，强调护理要摆脱医学模式的束缚，发展自己的学科体系，并由此发展了守恒模式。Levine也在护理程序中提出具有护理学科特色的概念，如类护理诊断，为护理学提供了具有说服力的科学理论基础，让护理干预更有系统性和合理性。Levine追求护理科学性和独立性的理念，为同仁和后来者学习。Levine守恒模式体现的整体性、人文观、互动性，对同期及后期的护理相关理论的发展也有参考价值。

第四节　贝蒂·纽曼的系统模式

纽曼的系统模式（Neuman Systems Model，NSM）是Betty Neuman（贝蒂·纽曼）于1972年提出的，该模式是以整体论、系统论为指导，探讨环境应激源与个体之间的相互影响以及个体的调节反应和重建系统平衡能力的护理模式。Neuman的系统模式认为个体系统是一个由生理、心理、社会文化、生长、精神5个变量组成的复合体。个体系统可以是个人、家庭、群体或社区。环境中的各类应激源可对个体系统产生威胁，应激源能够逐层穿透个体系统的弹性防御线、正常防御线、抵抗线，甚至突破基本结构，破坏个体系统的稳定状态，影响着个体的健康，因此个体必须不断对自我和环境进行调整以维持自身系统的稳定。护理的任务即是通过一级预防、二级预防或者三级预防来维持个体系统的平衡，使个体处于最佳的健康状态。

一、模式的基本内容

（一）理论的基本假说

Neuman在发展其系统模式过程中提出了以下基本假说。

（1）每个患者或每个护理对象系统都是独特的，但每一个个体系统都是在基本结构或能量源范围内的具有不同程度反应特征所组成的复合体。该基本结构或能量源是个体所需的生存因素和与生俱来的内部或外部特征的综合。

（2）环境中存在着许多已知的、未知的应激源，应激源会对个体系统状态的稳定水平及正常防御线造成不同程度的潜在威胁。

（3）个体系统在生长发育以及与环境持续互动的过程中，经长期积累和发展，建立对内部、外部应激源的正常的、稳定的反应范围，以抵抗各种刺激，保持日常稳定的健康状态，这就是正常防御线或个体通常的稳定状态，它可以被用来作为一个标准来衡量健康是否存在偏差。

（4）个体系统包括5个变量（生理、心理、社会文化、生长和精神），这5个变量之间的相互联系在任何时候都会影响该个体系统应对单个应激源或多个应激源集合体的刺激时，防御线对个体进行保护的程度。

（5）弹性防御线建立在个体正常防御线之外，对正常防御线起缓冲、保护作用，当弹性防御线不足以对抗来自环境的应激源时，应激源就会进入第二道防线——正常防御线。

（6）个体系统中的5个变量之间的相互作用关系决定了个体系统对应激源所产生的反应或可能产生的反应的性质和程度。无论是处在健康状态还是疾病状态，个体系统都是5个变量之间关系的动态复合体。健康状态即是持续动用可得到的能量，来达到或维持个体系统5个变量之间协调和平衡的理想稳定状态。

（7）每个个体系统内部都包含一系列由内部抵抗因素构成的抵抗线，其功能是维持个体系统的稳定性或使个体恢复通常的健康状态，或通过对环境应激源产生相应反应后恢复到稳定的状态。

（8）一级预防与综合知识有关，发生在当怀疑或发现应激源存在而个体系统尚未对应激源产生反应之前，对个体系统进行评估来确定与环境应激源有关的危险因素，识别并采取相应措施减少各种应激源或危险因素的侵害。目的是强化个体弹性防御线，保护正常防御线，避免个体应激反应的发生和预防潜在的不良反应。

（9）二级预防与应激源刺激下产生应激反应后所出现的症状有关，发生在应激源已经穿过正常防御线，导致个体系统产生应激反应时。二级预防是指为减轻或消除应激源产生的应激反应而采取的对症处理措施，包括计划和排列干预措施实施的顺序、执行护理干预和治疗措施。目的是强化抵抗线，保护基本结构，减轻或消除应激反应，以减少不良刺激及有害影响，使个体系统恢复稳定性。

（10）三级预防与系统的调整过程有关，发生在基本结构和能量源遭到破坏时，使个体系统开始重建调整，以进一步维持和恢复个体系统的稳定性。个体动用维护因素，如健康教育和康复锻炼，利用个体的内部和外部资源，促进机体康复和重建，使系统以循环方式又返回一级预防状态。目的是通过内部和外部的资源和力量，加强个体系统的稳定性或实现系统重建。

（11）环境是影响个体系统或受个体系统影响的所有因素和力量，因此个体系统和环境之间存在着持续的、动态的能量交换。

（二）对护理学元范式的诠释

1.个体/个体系统

在Neuman的系统模式下，用个体/个体系统取代了其他护理理论或模式中所用的"人"的概念。Neuman的系统模式的核心就是应用整体论、系统论的观点来看待个体。所谓整体观是指个体是受5个变量及其相互作用影响的具有整体性的系统；所谓系统观是指个体是一个不断与内部、外部的环境力量或应激源相互作用、进行能量和信息交换的开放系统，其中应激和应激反应是该开放系统的基本成分。

Neuman认为个体系统是整体的、多维的，个体系统状态的稳定性及正常防御线都会受到环境中已知、未知的应激源不同程度的威胁。个体系统在应对来自内部环境和外部环境的应激源刺激时，其稳定水平是由基本结构以及能量源、抵抗线、防御线和相互作用的5个变量的状态及他们之间相互的协调程度决定的。

（1）个体系统的变量：个体系统的变量由5个部分组成。①生理变量：指机体的结构和功能；②心理变量：指个体的心理过程和内、外互动环境的影响；③社会文化变量：指社会和文化功能及其影响；④生长变量：指成长发展过程及活动；⑤精神变量：指精神信仰和信念。在个体系统中，这5个变量是相关的，它们之间的关联程度决定了个体系统对于环境应激源的抵抗能力。尽管5个变量包含在每一个个体系统中，但5个变量随个体的生长和相互作用方式的不同而显现出个体差异、不同的发展程度和广泛的相互作用方式与潜能。

精神变量是Neuman后来增加的一个变量。个体可能完全未意识到其存在，甚至否认其存在，也可能意识到精神变量的存在，甚至有意识地发展精神世界以促进健康和保持良好的状态。不管个体是否意识到它的存在，该变量渗透在其他变量之中，是与生俱来的基本结构的组成之一。精神变量对其他变量有着正性或负性的影响，同时其他变量也影响着精神变量，例如心理变量中的悲伤和丧失的释放，会影响或促发个体的某种信仰。对精神需求的评估，有利于个体更好地理解健康，充分利用能量资源以维持系统平衡或促进系统发生转变，如促发个体的生存愿望和希望。

（2）基本结构/能量源：Neuman认为所有生命体都有一些共同的特征，在人类，这些共同的特征有一个核心，称为基本结构/能量源。对于人来说，基本结构主要是一些生存因素，如维持正常体温波动范围、遗传反应模式和器官的优势及劣势。个体的先天的特性，如认知能力、自我等也属于基本结构。每一个个体系统都是在基本结构范围内，具有不同程度反应特征的复合体。基本结构受到个体的生理、心理、社会文化、生长和精神5个变量的相互作用的影响。基本结构一旦遭到损害，个体便处于危险之中。

（3）弹性防御线：弹性防御线又称动态防御线，是位于正常防御线外围的虚线，构成了个体系统的最外层边界。个体系统的弹性防御线可作为一个保护性、滤过性的缓冲系统，以防止外界应激源的直接入侵，保护正常防御线，使个体系统免受应激源的干扰，防止个体系统发生应激反应或产生症状，是个体系统抵御应激源的最初防线。当环境支持并有助于个体的生长发育时，弹性防御线可作为正常防御线的过滤器，允许对个体发展有利的因素穿过正常防御线，以加强基本结构。Neuman认为，弹性防御线是一种手风琴样的作用机制，它可以在正常防御线之间快速扩张和回缩，该防御线越远离正常防御线，其缓冲、保护作用越强；越靠近正常防御线，保护作用越弱。弹性防御线受个体的多种因素影响，例如生长发育状况、身体状况、心理状况、认知技能、社会关系、文化习俗、精神信仰等。只有当弹性防御线不能再保护个体系统对抗应激源时，应激源才会破坏正常防御线，个体才会表现出对应激源产生的反应和症状。

（4）正常防御线：正常防御线是位于抵抗线外围和弹性防御线之间的一层实线圈，是个体系统的第二道防御机制，以保护个体系统的稳定性和完整性。个体的正常防御线反映了个体系统的发展变化情况，在个体系统生长发育以及与环境的持续互动过程中，针对内、外环境中的应激源不断进行自身调整、应对和适应后形成的正常稳定的反应范围。个体系统的生理、心理、社会文化、生长和精神变量对环境应激源的调节作用，决定了个体系统的稳定程度或健康水平。正常防御线是一个动态的圆圈，可扩展或收缩，与弹性防御线相比，较稳定，变化速度相对慢得多。正常防御线的存在有利于个体抵抗各种应激源，维持个体日常的健康稳定状态。当个体健康水平提高时，正常防御线向外扩展，抵抗力增强；而当个体健康状况削弱时，正常防御线内收，抵抗力降低。因此正常防御线可作为衡量个体是否偏离正常健康状态的标准。当弹性防御线不足以抵抗应激源的入侵时，应激源作用于正常防御线，个体即产生相应的应激反应，表现为个体系统的稳定性降低，健康水平下降或出现疾病状态。正常防御线的强弱受多种因素影响，包括个体的系统特征、适应方式、生活方式、生长发育阶段、精神因素和文化因素等。

（5）抵抗线：紧邻基本结构外层的是一系列抵抗线，以若干虚线圈表示，是护理对象系统的第三道防御机制，是由一些已知或未知的内外因素构成，如个体的免疫防御机制、适应行为的生理机制等。当来自外界环境的应激源入侵到正常防御线时，抵抗线即被无意识地激活。抵抗线的功能是维持个体内、外环境的协调性，以维护个体系统的稳定性和恢复以往的健康状态。抵抗线包含保护基本结构和修复正常防御线的内在因素，如动员白细胞发挥抗感染作用、激活免疫系统功能等。个体抵抗线的强弱程度因个体的生长发育情况、生活方式、以往的经验的不同而有差异。一旦抵抗线被侵入，如果抵抗线有效，系统平衡便可以恢复，基本结构得以保护，个体可能恢复健康；如果抵抗线无效，个体基本结构会遭到破坏，严重时会导致个体能量逐渐耗竭甚至死亡。

总之，个体系统的上述防御机制，既有先天的，也有后天习得的。个体对应激源的防御力表现为弹性防御线、正常防御线和抵抗线的强度，其中弹性防御线保护正常防御线，抵抗线保护基本结构。当个体系统遭到应激源入侵时，弹性防御线首先被激活，它起到对作用于个体系统的应激源产生抵抗反应并试图维持个体系统的稳定的作用，若弹性防御线抵抗无效，正常防御线受到侵犯，个体系统便会出现应激反应及一些症状，此时抵抗线被激活，若抵抗有效，个体可恢复到通常状态下的健康水平，若抵抗功能失调，则导致个体功能衰竭甚至死亡。个体系统本身的各种防御线和抵抗线，它们彼此间相互运作，以保护个体的基本结构，借此与环境的互动，促进个体系统的稳定，达到最佳的健康状态。Neuman认为："我们应果断地抵制孤立看待我们的服务对象的观念，必须按照系统、整体的原则来思考和行动。系统性、整体性思维可使我们充分重视个体各组成部分之间的内在联系，避免传统上对人认识的片面性和封闭性。"Neuman的这一论述为国内外护理界所广泛认同，并反映了整体护理的哲学思想的核心观点。

2.环境

环境是围绕个体或个体系统的所有内部和外部的因素或影响。个体可主动影响环境，也可被环境因素所影响，这种影响可以是正性的，也可以是负性的。个体与环境之间的输入、互动、输出、反馈是循环的过程，个体与环境之间的关系是相辅相成的。Neuman将环境分为内环境、外环境、自生环境3种类型。

（1）内环境：内环境指个体系统内部的所有相互作用的影响因素。包括存在于个体内部的因素或个体内部的应激源及相互作用，如疾病、先天缺陷、不良情绪等。内环境是个体系统内部应激源的来源。

（2）外环境：外环境指个体系统外部的所有相互作用的影响因素。如污染、气候、贫穷、人际关系、护患冲突等。外环境是个体系统之外和人际应激源的来源。

（3）自生环境：自生环境是指处于开放系统中的个体应对应激源的威胁，为保护和维持自身稳定性、统一性和整合性，对系统的能量源、防御功能等各种变量进行有意或无意的动员和利用，使能量在内环境和外环境之间相互交换而形成的独特环境。自生环境是Neuman的系统模式中一个独特的概念。自生环境是透过潜意识所发展出来的一种具有目的的环境，是系统整体性的象征。自生环境具有保护系统的安全运作、调整个体某一阶段的健康状态的功能。自生环境是为个体提供一个保护性的应对屏障或安全领域，可改变个体系统对应激源的反应，其作用犹如安全的储水池一般，可以随时发挥作用。自生环境普遍存在于所有的系统，无论是大系统还是小系统，在特定的需求下，它自然地产生，并可随着情况的需要增加或减少。自生环境可超越、取代或覆盖个体的内环境和外环境。

自生环境在决定对应激源的反应中发挥重要的作用。自生环境的产生是有目的性的，但它却是在个体现有的社会心理和生理的作用下无意识地形成的，是一个自助的现象，是基于不可见的、潜意识的知识、自尊、信念、能量交换、系统变量与先天遗传特质而来，可以反映出应激源作用于个体的弹性防御线、正常防御线和抵抗线时个体的即时健康状态，是一个不停歇的调整过程。自生环境是一种主观的安全机制，以假设健康的方式阻止个体系统感知真实的环境和自身实际的健康。即自生环境创建了一个"绝缘环境"，改变个体系统对应激所产生的或可能产生的反应，如个体采用身体僵硬或肌肉收缩（生理上）、否认或嫉妒（心理上）、生存模式中延续生命周期（发展）、需要社会空间（社会文化）和维持希望（精神上）等来帮助个体有效地应对应激情形、保护自己。所有基本结构中的因素与系统中的变量都受此自生环境的影响，也同时影响此环境。

（4）应激源：在Neuman的系统模式中应激源是来自环境中的，威胁个体的弹性防御线和正常防御线，引发紧张并影响个体稳定和平衡状态的所有刺激或力量。应激源可独立存在，也可多种应激源同时存在。应激源可对个体系统产生正性或负性的影响，其影响力或影响的性质主要取决于应激源的性质、强度和持续时间，同时也受个体应对应激所能够动用的能量、个体既往应对应激的经验和现在的状况、个人所具备的应激能力及应激的态度的影响。在某一段时间内，个体受到特定应激源的影响而有负性的结果产生时，此应激源对个体不一定永远具有伤害性，因为个体与环境的互动是处在一种相互性的关系中，其互动的结果即是对系统进行调整或纠正，继而在以后改变自己对同一个应激源的反应型态。个体系统抵抗应激源能力的强弱取决于个体系统5个变量之间的相互作用关系及特性。为了提高个体系统的应激能力，需要应用3级预防措施控制应激源，增强防御系统的功能，以帮助个体系统保持或恢复平衡稳定，获得最佳的健康状态。

Neuman将应激源分为3个类别：①个体内应激源：个体内应激源指来源于个体内部、与个体的内环境相关的应激源，如条件反射、自身免疫反应。

②人际应激源：人际应激源指来源于两个或两个以上个体之间互动产生的应激源，如家庭关系危机、同事关系危机、人际沟通障碍、护患冲突、上下级关系冲突等。③个体外应激源：个体外应激源指来源于个体系统之外、作用的距离比人际应激源更远的应激源，如社会相关政策的变更、经济环境改变、气候恶化、环境改变等。

3.健康

在Neuman的早期著作中，并没有提到健康的概念，随着系统模式的发展，她认为健康是在特定的时间内，个体系统对应激源的正常反应范围内所达到的、最理想的稳定和协调状态。健康是一个连续性的状态，最佳健康与疾病可以被视为这一连续性的两端。由于个体系统的基本结构因素及对环境的应激源的调节与适应性影响，个体在其整个生命周期中可处于不同水平的健康状态。个体的健康随时间在一定范围内从康健到疾病发生动态变化，其水平随个体系统的基本结构及其对环境应激源的反应和调节的不同而改变。Neuman曾用能量学说来解释人的健康水平的升降，她指出，健康如同一种能够保存和促进系统完整存在的"活生生的能量"，该能量不断地在个体系统和环境之间流动。当个体能量的产生和积累大于消耗时，个体的完整性、稳定性增强，个体趋于最佳的健康状态，逐步迈向康健；当能量的产生和存储不能满足机体所需时，个体的完整性、稳定性减弱，健康水平降低，逐渐发生病变，若未能及时纠正，最终导致死亡。

4.护理

Neuman强调护理的整体性和系统性，护理应从整体的角度来考虑个体系统的问题。她认为"护理是关注影响个体应激反应的所有相关变量的独特的专业。"这一专业与影响个人应激反应的所有变量有关。她应用了重建这一概念来阐述护理活动。重建是指个体对来自环境内部或外部的应激源的应对，以达到适应的过程。重建可出现在应激反应的任何阶段，护理的价值就体现在帮助个体重建后，个体的正常防御线可超越以往的范围。Neuman认为护理应关注所有来自个体内、人际、个体外的应激源，关注这些应激源与个体在生理、心理、社会文化、生长和精神领域所产生的反应。护理的任务是通过对来自环境的应激源可能产生的反应进行准确的评估，并对个体做出有目的的调整，避免或减少应激源及其带来的不良反应，以维持个体系统，尽可能达到或维持理想的健康水平，保持个体系统的稳定性。护理的对象可以是个体、家庭、群体、社区。护理行为即是以3级预防措施作为干预手段，使个体系统保存能量，重建、达到或维持理想的健康状态，以维护系统的稳定性、和谐性以及平衡性。3级预防措施包括：

（1）一级预防：在个体系统对应激源产生反应之前，可通过一级预防质疑或识别该应激源，减少个体系统遭遇应激源的概率。一级预防的目标为避免应激源和减少危险因素，保护正常防御线，加强弹性防御线，以预防不适应状况的发生，维护健康状态。当危险已知，而个体尚未发生反应时，护理人员即可提供一级预防措施，如预防接种、肌肉放松训练、建立健康的生活方式、个体的健康管理教育等。

（2）二级预防：二级预防发生在当应激源穿过正常防御线导致机体发生应激反应时，可加强内部抵抗线，以保护基本结构。二级预防的目标是通过适当的症状管理，使个体系统纠正不适应，重建稳定性，保存能量，恢复以往的健康状态。当个体症状发生后，治疗和护理可在任何时刻开始，通过对个体内部、外部资源的最大利用，借助加强内在抵抗线，促进个体稳定，以减轻反应。经过治疗和护理，个体的能量可能随反应程度增加而重建，并超越先前的正常防御线或平时的健康状态。若个体无法重建，基本结构瓦解，将导致死亡。

（3）三级预防：三级预防通常出现在"处理阶段"，即治疗和护理之后，其目标是支持现存的防御强度与保存系统能量，帮助个体维持系统稳定和健康状态，以预防不良反应再次出现或目前的健康状况进一步恶化，重建或恢复到以往的健康状态。其干预措施与一级预防有些类似，例如健康教育，不同的是，这些措施往往出现在不良反应发生以后。所以，三级预防是在处理和治疗时进行健康维持，帮助个体康复。该阶段通过结构重建对二级预防的输入与输出进行反馈，其成功与否取决于对个体资源的动用是否成功，以预防应激反应重新出现或加剧。

Neuman的系统模式是一种预防性的护理模式（见表3-3），在该模式下设计护理过程，以建立相关的目标、发现个体各种体验的价值、存在的需求与满足需求的资源。Neuman的系统模式以最佳健康状态为护理导向，认为环境中的应激源一直影响着个体/个体系统，因此促进健康成为个体与护理者关注的主要部分。

表3-3 Neuman的系统模式中护理活动的预防措施的形式

一级预防	二级预防	三级预防
1.分析威胁个体/个体系统稳定状态的应激源，避免应激源侵入	1.应激源侵入后，保护基本结构	1.重建期，在治疗后达到与维持最佳的健康或稳定状态
2.提供信息，以达到或加强个体/个体系统已有的强度	2.调整内在的或外在的资源，以达稳定状态与能量保存的最佳情况	2.视需要教育、继续教育和（或）再指导
3.支持正向适应与发展功能	3.促使有目的地操控应激源与对应激源的反应	3.支持个体/个体系统确定适宜的目标
4.减少现存或可能的应激源	4.激发、教育将个体/个体系统纳入预定的健康目标的制定	4.协调与整合健康资源
5.维持最佳健康状态	5.促使采取适当的治疗与护理措施	5.提供所需的一级和（或）二级预防措施
6.协调与整合专业间与流行病学资料	6.支持正向因素朝向最佳健康状态发展	—
7.教育或再教育	7.协调与整合，加强代言	—
8.使用将应激因素转为正向的策略	8.提供所需的初级预防措施	—

（三）Neuman的系统模式与护理程序

在Neuman的系统模式中，护理程序包括做出护理诊断、制订护理目标、评价护理结果。

1.提出护理诊断

护士通过收集到的个体/个体系统的相关评估资料，做出对个体系统在生理、心理、社会文化、生长和精神方面的护理诊断，并评估该5个变量之间的相互作用。一个完整的护理诊断应包括个体/个体系统的一般状态或情况，及个体/个体系统现存或潜在的问题。Neuman的系统模式的评估和干预指南见表3-4，Neuman的系统模式的评估和干预工具见表3-5。护士通过以下方面识别护理问题。

（1）评估个体/个体系统基本结构和能量源的现状和优势。

（2）评估个体/个体系统的弹性防御线、正常防御线的防御功能，抵抗线、潜在反应、现有的反应和潜能在反应发生后的重建情况。

（3）评估威胁个体/个体系统稳定的内外环境应激源。

（4）通过发现个体/个体系统自生环境的自然特性评估个体/个体系统的自生环境。

（5）评估潜在的或现存的个体内、人际、个体外的因素与环境的相互作用。

（6）评估影响个体稳定状况的以往、现在、将来的生活方式以及个体的应对型态。

（7）评估个体为达到健康状态可利用的、潜在的或现存的内部和外部资源。

（8）护士通过将个体数据资料与来源于护理和辅助学科的相关理论进行综合，识别个体的健康变异程度。

表3-4　Neuman的系统模式的评估和干预指南

	一级预防	二级预防	三级预防
应激源（包括个体内、人际、个体外应激源）	隐藏的或潜在的应激源	明显的、现存的或已知的应激源	明显的残余的应激源（一般是潜在的）
反应	假设性的，或根据已有知识估计而得的	表现出明确的症状或应激反应	假设性的或已知的残余症状或已知的应激因素
评估（包括个体系统5个变量及其相互作用的评估）	·根据对个体评估资料、个体的经验或理论获得 ·根据护士和患者的感知体察到的危险因素 ·患者经历的意义 ·生活方式的相关因素 ·以往的、现有的、可能采取的应对方式 ·个体差异性 ·注意：由于个体和护士的感知不同而出现的问题	·根据个体反应的特征和程度而定 ·评估个体的内部和外部可利用的资源以抵抗不良反应 ·目标的合理性：通过与患者合作，共同设定护理目标	根据个体经过干预和治疗后的稳定程度、结构重建的潜力、状况和可能退化的因素而决定

续表

	一级预防	二级预防	三级预防
干预（包括个体系统5个变量及其相互作用的干预）	·强化个体的弹性防御线及抵抗因素 ·提供有利信息，开展教育 ·提倡积极应对 ·进行对应激源的脱敏 ·避免与应激源接触 ·强化个体的抵抗因素 ·整合多学科理论和流行病学资料	·健康变异度——根据患者的症状做出护理诊断 ·设立护理目标的优先顺序 ·识别个体系统5个变量的优势和劣势 ·根据患者对治疗的反应调整护理目标和护理措施的优先顺序 ·针对不适应的状况进行干预 ·充分利用内部和外部资源，例如保存能量、减少噪声、提供经济资助等	在个体重建并达到或维持最佳健康和稳定状态过程中进行：包括： ·激发动力 ·进行教育和再教育 ·行为矫正 ·使其面对现实 ·渐进性目标设定 ·合理利用内部和外部可获得的资源 ·维持个体最佳的功能水平

表3-5　Neuman的系统模式的评估和干预工具

评估内容	内容
1.一般资料	·姓名 ·年龄 ·性别 ·职业 ·民族 ·婚姻状况 ·其他相关资料和信息
2.个体所感知到的应激源	·您认为目前您的主要健康问题及影响您健康的主要应激来自什么方面？（明确主要问题） ·您现在的情形与以往的日常生活方式有何不同？（明确生活型态） ·您以往是否遇到过类似情景？如果遇到过，是怎样的情况？您是如何处理的？是否有效？（明确过去的应对型态） ·根据您目前的状况，您对您的将来作何期望？（了解个人期望是否具有现实性） ·您目前采取了何种措施，或您能够采取何种方法来进行自助？（了解现在和将来的应对型态） ·您期望医护人员、家属、朋友或其他照顾者为您做些什么？（了解现在和未来可能的应对型态）

评估内容	内容
3.照护者所感知到的应激源	·您认为目前患者的主要健康问题和影响患者健康的主要应激来自什么方面？ ·患者以往的日常的生活方式和现在有何不同？ ·患者以往是否遇到过类似情景？如果有，他是如何处理的？你认为处理得是否有效？ ·根据患者目前的状况，患者对其将来作何种期望？ ·患者能够采取何种方式来进行自助？ ·您认为患者期望医护人员、家属、朋友或其他照顾者为他做些什么？ 提示：根据上述评估，特别注意患者和护理者对应激源感知的差异和曲解
4.个体内部因素	·生理性因素：例如活动性、身体功能等 ·心理社会文化因素：例如态度、价值观、期望、行为特征、应对方式等 ·生长发展因素：例如年龄、认知发展程度等 ·精神信仰因素：例如信仰、人生观等
5.人际因素	可能或已经对个体内部因素造成影响的家庭成员、朋友、护理者之间的关系
6.个体外部因素	可能或已经对个体内部因素、人际因素造成影响的社会政策和设施、经济状况、工作状况等
7.形成护理诊断/问题	根据对患者的感知、护理者的感知以及其他相关资料（如实验室检查等）确定患者的需求，排列需求的优先顺序

2.制订护理目标

护士提出的护理目标和干预措施将有助于为个体/个体系统提供最高水平的稳定或健康，如维持正常防御线、保持弹性防御线。

（1）护士通过与个体协商，根据个体的需求和可利用的资源，制定适宜的护理目标，以纠正偏离。

（2）护士的首要护理目标是考虑个体/个体系统的健康水平，个体/个体系统经验的意义，系统的稳定性需要和全部的可获得的资源。

（3）通过和个体协商，采取3级预防中的一个或几个作为护理干预措施，整合理论和评估资料，确定护理目标及其优先顺序，以保持、达到、维持个体系统的稳定性。

3.评价护理结果

护士评价护理结果的有效性。

（1）评价个体应激源的变化和排序的更改、个体防御线的变化、个体应激反应的缓解程度。

（2）和个体/个体系统确认护理目标是否已经达成。

护士在必要时应进行再评估，以提高护理干预的有效性。再评估应包括以下内容：①应激源的改变或排列顺序的改变；②个体内部因素的改变；③人际因素的改变；④个体外部因素的改变。经过再评估后，个体的一级预防、二级预防、三级预防的内容和优先顺序要进行适当调整或修改。通过对个体的情况的评估，可为个体系统的5个变量和环境之间的关系提供现存的、进行式的、深入的分析。护士与个体/个体系统在必要时会重新组织护理目标。

二、模式的应用

Neuman的系统模式在国内外护理学实践领域中应用十分广泛。

（一）在临床和社区护理中的应用

Neuman的系统模式是基于护理实践的，该理论被广泛应用于健康促进和患者的护理中，在个人、社区、家庭等不同的健康领域应用广泛。在社区中，Neuman的系统模式被广泛应用于社区健康的指导、社区慢性病（如癌症、精神疾病、慢性疼痛）患者的管理、问题行为（如撒谎）人士的干预、照顾者需求、母乳喂养的指导、有急慢性疾病患者家庭的健康管理、家庭评估的框架的建立、托幼机构的评估工具的研制、无家可归人士的健康需求评定等。Neuman的系统模式被广泛用于对于医院内不同疾病患者的护理，如围生期妇女、心血管疾病患者、HIV阳性患者、脊髓损伤急性期患者、肾脏病患者、老年关节炎患者、癌症患者、临终患者、手术患者等的护理中。此外，Neuman的系统模式还被应用于对患者家属的评估和指导中，如围手术期患儿的家属、监护室儿童的家属、有不接受复苏的预先指示的患者家属、居家护理的老年人家属等。很多学者也将Neuman的系统模式应用于对医院病房护士、社区护士、公共卫生护士、临终关怀护士、社区护士、护理专业学生的评估以及应用于对护士工作压力、职业倦怠、评判性思维等的协同评定和研究中。

（二）在护理教育中的应用

Neuman的系统模式最初是作为一种教育模式提出的，随着Neuman的系统模式的不断完善和发展，它被广泛应用于护理教育实践活动中。目前Neuman的系统模式在护理教育中的应用主要体现在三个方面：

1.课程的建设

Neuman的系统模式在护理的不同教育层次：硕士研究生教育、本科生教育、专科生教育、护士的继续教育等方面都有广泛的应用。其整体观、3级预防理念等观点为护理教学提供了有效的概念架构。如在美国的纽曼学院，Neuman的系统模式被成功地用于指导的课程建设和作为指导专升本学生课程的框架、指导某些特殊学生的学习，并被作为指导校际间合作本科教学的框架。Neuman的系统模式在指导护理课程设置、构建护理教学方法、作为高年级实践教学的理论框架、完善和修改学科领域总的课程体系等多角度都有广泛的应用。

2.开发教学评价工具

Neuman的系统模式可被用作开发教学评价工具的理论指导框架，在开发社区教学效果评价工具、临床护理实践评价工具、情景模拟教学效果评价工具中都有广泛的应用。如纽曼学院就以系统模式为理论框架，发展护理评估、干预、评价工具供学生临床实习时应用。这些项目的教师和教学管理者认为，Neuman理论从整体的视角透彻地看待护理，强调患者的感知，是分析患者健康问题的有效框架。

3.教学效果的评价

Neuman的系统模式在世界上多个国家的护理教育评价中应用广泛，如被用于评估课程设置的科学性、评估学生学习效果和教学效果等。

（三）在护理管理中的应用

Neuman的系统模式被作为社区卫生管理和对医院护理部门的结构和功能进行重组的指导框架，还被作为护理管理者在教育和实践中的管理和领导角色的指导框架，后者还发展了一个工具来评价"护理管理者建立和改变目标的条件"。现阶段，Neuman的系统模式在综合性医院、慢性病院、社区护理机构、临终关怀机构、家庭健康护理机构、养老院、心理医院、儿童医院的护理管理中都有应用。

（四）在护理研究中的应用

Neuman的系统模式被广泛应用于护理科研中，在质性研究和量性研究中都具有较好的应用性，为护理科研过程中的资料收集、整理和分析提供了理论依据。特别是在评价应对特定应激源患者的护理效果中应用广泛。很多学者以Neuman的系统模式为理论框架，研制临床护理评价以及护理教育评量工具，目前已经有百余种护理研究评量工具是基于Neuman的系统模式研制的，经过应用及评价，大部分工具具有较好的适用性。

（五）由Neuman的系统模式发展的理论

一些护理理论家在Neuman的系统模式基础上发展了一些中域理论，如Lamb于1999年发展了最优学生系统稳定性理论；August-Brady M于2000年发展了预防干预理论；Casalenuovo于2002年发展了幸福感理论；Stepans和Knight于2002年发展了婴儿暴露于环境烟草烟雾理论。

三、模式的分析与评判

Neuman的系统模式经过近几十年在全球范围内的应用，显示出该模式具有成熟的文化关联性和良好的跨学科的应用性能，其广泛的、灵活的结构保证其持久的适应性。Neuman的系统模式具有一定的高度和广度，契合护理发展的时代需求，该模型的关键组成：与内外环境之间进行相互作用的个体系统的五个变量以及为个体的最佳健康提供了防御的三个防御水平为相关的目标规划和干预提供了具体的方向。Neuman的系统模式理论主要具有以下特点。

（1）性质为广域理论，应用宏观性的概念框架分析护理现象，对护理实践具有较宽广的指导意义。

（2）运用该模式，服务对象可从个体扩展到家庭、群体、社区，因此可应用到各种场所的护理，例如医院、家庭、社区、学校等。

（3）该模式的整体观、系统观有利于进行全面的评估，以识别危险因素。

（4）该模式鼓励个体在可能时参与自身的护理活动，并与护理人员共同制订护理目标。

（5）该系统模式的3级预防的干预措施有利于护理的全面性和深入性。

（6）该模式提供了实践应用的结构和护理行为的方向，同时也具有灵活性，可适应不同个体的不同需要。

（7）该模式的术语容易被护理人员理解和接受。由于该模式借鉴了一般系统理论、应激理论、整体观、分层预防观等成熟的理论和学说，故其概念和术语容易理解，没有生僻的名词和术语，具有较强的亲民性。

Neuman的系统模式理论自创立以来，得到了世界上许多国家在临床护理、护理教育、护理研究、护理管理等领域的广泛应用。尤其是在强调整体护理和健康促进的当代护理领域，Neuman的系统模式有着独特的指导作用。根据该模式设计的护理评估和护理干预工具（以及护理程序中的综合性指南均具有较高的实践应用价值。

和任何理论一样，Neuman的系统模式理论也受到学术界的挑战。例如一些学者认为该模式的某些概念过于抽象和宏观、该理论在发展和提炼过程方面缺乏研究证据、该模式不完全合乎逻辑等。Neuman的系统模式仍在不断的发展和完善中，在这一过程中，一些被质疑的问题正在被逐渐地修正及阐释。应该说，Neuman的系统模式获得最多的还是肯定与支持，广域性、综合性以及灵活性是该理论的主要特征，这种属性也为发展中域理论、进一步构建护理理论框架提供了较大的空间。这也是Neuman期望通过这一模式达到的目的。

第四章　成人常见疾病康复

第一节　盆底功能障碍

盆底功能障碍（pelvic floor dysfunction，PFD）指盆底无法完成其对盆腔器官的支持作用或不能支持这些器官发挥正常的功能，这些功能障碍可能累及1个或多个器官，从而导致出现盆腔痛、盆腔器官脱垂（Pelvic organ prolapse，POP）、大小便失禁和排空障碍以及性功能障碍等在内的一系列症状。盆底肌功能障碍限定为盆底肌肉或相关支持组织损伤或功能下降所导致的一系列盆底症状，但不包括盆腔器官损伤所致的功能障碍。盆底功能康复指在整体理论的指导下，对盆底支持结构进行训练，以恢复及加强其功能。PFD是影响人们生活质量的五大疾病之一，曾被称为"社交癌"。受传统观念及对疾病认识程度不足等因素的影响，目前仍有相当多的病例"诊治延迟"，特别是老年PFD的发生风险大大增加。因此，适时对盆底功能进行评估，及早发现异常，及时进行康复治疗，是预防和治疗盆底功能障碍性疾病、提高生活质量的关键。

一、盆底功能康复的对象及临床表现

（一）盆底功能康复的对象

盆底功能康复的对象主要指具有盆底功能障碍性疾病（包括盆腔器官脱垂、盆腔痛、大小便失禁和排空障碍，以及性功能障碍等）症状的患者。

（二）临床表现

1.盆腔器官脱垂

脱垂会导致器官功能下降，出现局部疼痛、出血、渗液、排尿排便障碍、感染等症状，以及造成患者排尿排便习惯改变、生活质量下降。一般来说，脱垂的症状晨起较轻，活动后会加重。患者常因主诉盆底异物感而就诊，但异物感程度与脱垂的严重程度并不存在一致性，而是与突出的位置相关。临床上，根据症状以及手法检查可做出诊断，采用盆腔器官脱垂定量分期法（POP-Q）以及相关影像学检查可明确器官脱垂程度。盆腔器官脱垂的具体预防策略目前尚不明确，减轻体重、治疗便秘、避免重体力活动等可以作为推荐预防手段，但尚不清楚剖宫产能否预防盆腔器官脱垂。

2.慢性盆腔痛

盆腔痛的来源包括胃肠道、泌尿道、妇科疾病、心理因素、肌肉骨骼、神经系统，而疼痛的表现形式并不一致，如可表现为下腹牵拉痛、性交痛、外阴疼痛、膀胱疼痛综合征等。因此，必须仔细询问患者疼痛病史，并对各系统进行全面的评估，以及分析疼痛是否与月经、情绪、用药、直肠膀胱功能、性交和其他身体活动等相关。内脏疾病所致钝痛常弥散存在且难以定位，而躯体疼痛可准确描述具体位置，如周期性的盆腔痛与月经以及激素分泌相关，产后盆腔痛可考虑肌肉骨骼损伤，神经卡压可出现电击样或灼烧样疼痛等。

3.尿失禁

国际尿控协会（ICS）将尿失禁定义为"确定构成社会和卫生问题，且客观上能证实的不自主的尿液流出"，其中以压力性尿失禁最为常见。压力性尿失禁指腹压突然增高时尿液不自主流出，而急迫性尿失禁表现为不自主漏尿伴尿急，混合性尿失禁则以上几种表现合并存在。尿失禁的表现形式有尿急、日间尿频、夜尿、遗尿、尿流缓慢、间歇性排尿、排尿踌躇、排尿费力、尿不净感、持续性尿失禁等。

4.大便失禁

大便失禁指患者无法控制肠道内容物的释放，从而导致粪便或肠道气体的排泄失控。急迫性大便失禁表现为患者有便意，但控制不住排便而发生失禁；被动性大便失禁表现为患者无意识地发生排便。在排便过程中，人体存在直肠与乙状结肠连接部保卫反射、直肠肛门抑制反射以及腹压增高引起肛门外括约肌收缩的脊髓反射。大便失禁的主要原因有肛门括约肌功能障碍、直肠顺应性异常、直肠感觉减退、大便性状改变等。

5.性功能障碍

性功能障碍有多种类型，包括性欲缺乏、性唤起障碍、性高潮障碍以及性交痛。疲劳、压力、年龄、激素分泌、药物以及心理等因素均会导致性功能障碍。同时，盆底肌肉功能降低也会导致性生活质量下降，在性行为过程中出现尿失禁或大便失禁会引起性行为回避。此外，脊髓损伤等神经损伤所致的性功能障碍也逐渐受到人们的重视，其可表现为多种形式。

二、盆底功能物理康复治疗

盆底功能康复指应用物理方法，通过主动或被动收缩增强盆底肌肌力、增加逼尿肌的稳定性来促进盆底功能的恢复。在我国，盆底功能康复正逐渐受到人们的重视，其方法主要有以下7种。

（一）盆底肌训练（Pelvic floor muscle training，PFMT）

PFMT即凯格尔运动，基本方案包含3组8～12次的收缩，每次持续8～10s，每日3次。患者应尽量每天锻炼，并持续至少15～20周。同时可行阴道哑铃锻炼，且在锻炼过程中逐渐改用直径较小的哑铃，每次15min，每天1次，持续3个月。PFMT似乎可以改善POP的分度及其相关症状。随机试验已显示PFMT有益，尤其是在进行个体化训练和（或）监督的情况下。一项纳入了13项试验（2300余例POP女性）的Meta分析显示，PFMT能更好地改善脱垂症状评分（MD：-3.07，95%CI：-3.91～-2.23）和客观POP分期（RR：1.70，95%CI：1.19～2.44）。随后的2项试验将脱垂女性随机分组，一组接受PFMT＋生活方式指导干预，另一组仅接受生活方式指导干预；结果显示，前一组女性的POP症状获得改善，但比较两组的生活质量评分，差异无统计学意义。我们建议有症状的POP女性患者接受PFMT治疗，因为当前研究显示，该方法可改善POP症状且不会带来损害。PFMT是SUI的一线治疗方法，在盆底功能康复中具有一定效果，且其费用低、使用方便，故适合在基层医院推广。对产后6个月仍存在尿失禁的患者进行为期3个月的盆底功能锻炼，有助于减轻尿失禁程度。马静等研究发现，联合哑铃训练能够明显增强产后盆底肌张力，加快盆底肌和生殖器功能的恢复，从而提高产妇的生活质量。但是，单纯的盆底功能锻炼无法修复受损的神经，尤其是对中度以上的患者，还需结合电刺激治疗才能取得良好的效果。

（二）生物反馈法

生物反馈法指将探头置入阴道或直肠，监测盆底肌肉电信号活动，然后采用模拟的声音或视觉信号反馈给患者，患者根据信号进行训练并掌握自主控制盆底肌的收缩和舒张。生物反馈法针对性强，目前已被广泛应用于临床，一旦获得满意效果，即可转为盆底功能锻炼。此外，其在增强盆底肌肌力并明显改善SUI症状等方面效果显著。刘惠琼研究发现，治疗组盆底肌肌力较强，同时子宫脱垂、阴道壁膨出、痔疮、尿失禁和腰骶痛的总发生率明显低于未治疗组。

（三）电刺激法

电刺激法通过放置在阴道或肛门内的电极传递不同强度的电流，电流刺激盆底肌肉和神经，反射性抑制膀胱兴奋，加强控尿，从而达到增强盆底功能的目的，其对压力性尿失禁症状的改善率为35%～60%。蒋红的研究显示，电刺激治疗可增强盆底肌肌力。魏秀丽对产妇随访至产后6个月，发现治疗组在盆底肌收缩力、尿失禁、腰骶痛、痔疮、子宫脱垂、阴道前壁膨出、性生活质量等方面均优于未治疗组。

三、常见盆底功能障碍性疾病的针灸康复

（一）尿失禁的针灸康复

尿失禁是指在没有泌尿道感染的情况下，尿液不能控制而不自主漏出的一种病症，其可分为急迫性尿失禁、压力性尿失禁和混合性尿失禁。每种类

型都有特定的临床特征，部分特征有所重叠，且很多女性患者有不止一种类型尿失禁的特征。然而，所有类型尿失禁的关键特征都是不自主漏尿。

尿失禁属中医学"小便不禁"范畴，其病位在膀胱和肾。中医学认为，本病多由先天禀赋不足，年老体虚或妇女产后气血亏虚，久病气虚，肾气不足，下元不固，膀胱约束无权或脾肺气虚，脾失健运，上虚不能制下或火热郁于下焦，湿热蕴结，脉络瘀阻，膀胱气化失司、开合失职所致。

现代医学认为，膀胱储尿及排尿的过程是通过逼尿肌和尿道括约肌的协调共济作用完成的。尿道括约肌平常呈收缩状态，维持一定的尿道压力，以阻止膀胱内尿液滴出；在排尿时，人体通过逼尿肌的收缩和括约肌的松弛来完成排尿动作。如出现尿道上裂、膀胱外翻、输尿管口异位、尿道阻力降低、括约肌松弛或损伤、先天性尿道短、下尿路梗阻、隐性脊柱裂或昏迷、脊髓损伤等有关的器质性或功能性病变，则均会影响正常排尿，导致尿液不自主地排出。

1.辨证要点

在没有泌尿道感染的情况下，尿液不能控制而自行流出。

（1）肾气不固：小便淋漓不断，尿液清长，体弱神倦，头晕耳鸣，腰膝酸软，双足无力。舌淡，苔薄，脉沉细无力。

（2）脾肺气虚：尿意频数，时有尿自遗，甚则在咳嗽、谈笑时出现小便自遗，但尿量不多，滴沥不爽，小腹时有坠胀之感，面白气短。乏力纳呆，舌淡红，脉虚无力。

（3）湿热下：注小便频数，排尿灼热，时有尿自遗，溲赤而臭。舌偏红，苔黄腻，脉细滑数。

（4）下焦瘀滞：小便不禁，小腹胀满隐痛，或可触及肿块。舌暗或有紫斑，苔薄，脉涩。

2.治疗

（1）基本治疗：

①治疗原则：益肾固脬。主要取膀胱的背俞穴、募穴。

②主穴：中极、膀胱俞、肾俞、三阴交等穴。

③配穴：肾气不固配关元、气海、命门；脾肺气虚配肺俞、脾俞、足三

里；湿热下注配秩边透水道、阴陵泉；下焦瘀滞配次髎、蠡沟。

④方义：中极属任脉，其下为膀胱。中极、膀胱俞穴为俞募配穴法，可调理膀胱气机，增强膀胱对尿液的约束能力；肾俞为肾的背俞穴，可补益肾气，增强肾的闭藏功能；三阴交为足三阴经的交会穴，可调理脾、肝、肾的气机。诸穴相配，可奏益肾固脬之功。

⑤操作：穴位局部常规消毒，毫针常规刺。针刺中极时，针尖朝向会阴部；肺俞、脾俞不可直刺、深刺。肾气不固、脾肺气虚可加灸。例如，将长2.5cm的艾卷插于针尾，点燃穴端，每穴灸3壮。

（2）其他治疗：

①"骶四针"疗法。

取穴：骶四针（上、下、左、右四针）。

操作：上针刺点位于骶骨边缘旁，平第4骶后孔水平处（双侧）。使用100mm长针直刺，针刺深度为3.0～3.5寸，使针感达尿道或肛门。下针刺点位于尾骨尖旁开0.5寸（双侧），使用100mm长针，向外侧（坐骨直肠窝方向）斜刺，针刺深度为2.5～3.5寸，使针感达尿道。针感达上述部位后接电针仪。电针采用连续波，给予强刺激，以患者不感到难受为度，每次持续60min。在电针期间，需保持盆底肌以尿道为中心，有节律地向上（头部方向）强烈收缩的感觉。治疗隔日1次，治疗次数视病情而定。

②电针。

取穴：气海、关元、中极、足三里、三阴交。在针刺腹部三穴时，要求针感放射至前阴部。

操作：电针采用疏密波，给予中等刺激、中慢频率，每次留针20～30min。治疗每日或隔日1次，10次为1个疗程，疗程间隔5天。

③头皮针。

取穴：取顶中线。

操作：头皮针常规针刺。

④隔物灸。

取穴：神阙。

操作：先以细盐、肉桂末拌匀，覆盖于神阙上，将脐窝填平，盖上厚约

0.3cm、上刺数孔的姜片，置枣子大小的艾炷，点燃，连灸3壮。

⑤耳针。

取穴：膀胱、尿道、肾、肺、脾。

操作：毫针刺法，或埋针法、压丸法。

⑥穴位贴敷。

取穴：神阙。

操作：用煅龙牡各30g，五味子、五倍子各15g，肉桂、冰片各6g，共研细末备用。每次用3～6g，用醋调成膏状贴敷。适用于虚证。

（二）尿潴留的针灸康复

尿潴留是指因排尿障碍而致尿液滞留于膀胱的一类疾病。尿潴留属中医学"癃闭"范畴，以小便量少，点滴而出，甚则小便闭塞不通为主要临床表现的一种病症。"癃"指小便不利，点滴而短少，病势较缓；"闭"指小便闭塞，点滴不通，病势较急。本病临床上主要表现为尿液滞留于膀胱。若尿液完全不能排出，则称为完全性尿潴留；如尚能排尿，但排尿后膀胱中仍有尿液残留，则称为部分性尿潴留。本病可发生于多种疾病的过程中，各年龄层均可发病。中医学认为，本病病位在膀胱，若为各种因素，如下焦亏虚、湿热蕴结、气滞血瘀、外伤瘢痕等导致膀胱气化不利，则会发生尿液排出不畅而发为癃闭。

现代医学认为，尿潴留发生的原因有梗阻性和非梗阻性两类。梗阻性因素有结石、异物、肿瘤、血块、附近器官和前列腺肥大所压迫，或炎症性水肿、先天性瓣膜结核、女性膀胱膨出、包茎、尿道外口闭锁、阴茎异常勃起等；非梗阻性因素有神经性膀胱功能障碍、直肠或盆腔术后反射性痉挛、老年患者膀胱松弛及功能性排尿困难，或使用某些能使平滑肌松弛的药物等引起膀胱逼尿肌松弛或尿道括约肌痉挛。这两大类因素均会引起排尿功能障碍，致使尿液滞留于膀胱而发生尿潴留。

1.辨证要点

本病主要表现为小便淋漓不爽、点滴而出，或尿如细线、尿流中断，甚则小便闭塞、点滴不出。

（1）下焦虚寒：小便淋漓不爽，伴有面色苍白、神气怯弱、腰酸腿软、大便不坚，时觉肛门下坠。舌淡，苔白，脉细无力。

（2）实邪瘀滞：小便不通，小腹膨隆，努责无效，伴有烦躁易怒，咽干口渴。舌红，苔黄腻，脉数。

2.治疗

（1）基本治疗：

①治疗原则：调理膀胱，行气通闭。取膀胱的背俞穴、募穴为主。

②主穴：中极、膀胱俞、委阳、三阴交、阴陵泉。

③配穴：下焦虚寒配肾俞、大钟、脾俞、足三里；实邪瘀滞配委中、行间、蠡沟、太冲、血海、膈俞。

④方义：中极为膀胱的募穴，与膀胱的背俞穴膀胱俞相配，属俞募配穴法，可调理膀胱气化功能，通利小便。委阳为三焦的下合穴，可通调三焦气机；三阴交为足三阴经的交会穴，可调理肝、脾、肾。二穴合用，共助膀胱气化。阴陵泉清利下焦湿热，通利小便。

⑤操作：穴位局部常规消毒，毫针常规刺。针刺中极时针尖向下，使针感能到达会阴并引起小腹收缩、抽动为佳，不可过深，以免伤及膀胱；下焦虚寒可予温针灸。

（2）其他治疗：

①电针。

取穴：膀胱俞、中极、足三里、三阴交、八髎穴等。

操作：针刺得气后留针，通以脉冲电流，根据病情虚实，采用弱刺激或强刺激持续15～30min。如尿潴留是由脊髓病变引起的，则可选用相应部位的夹脊，予以中等强度刺激。

取穴：腰神经丛、膀胱点；或取穴骶神经丛、膀胱下点。

操作：腰神经丛由腰椎2、3、4棘突中点旁开3cm进针，直刺4～5cm；骶神经丛由关元俞进针，针尖朝脊柱斜刺，穿过腰椎横突达神经根部；膀胱点位于耻骨联合上2cm，直刺1.5寸；膀胱下点位于耻骨联合上1cm，刺法同膀胱点。两组刺激点同时选用，针刺得气后接电针，采用断续波型，左右分别通电，电流强度以患者能耐受为宜，通电时间为20～30min。

②隔盐灸。

取穴：神阙。

操作：取葱白两根、食盐20g、艾绒适量。葱白捣泥压饼一块（厚约0.3cm），将艾绒捻成圆锥形艾炷，备1~4炷。先将盐（炒黄冷却）放入神阙填平，将葱饼、艾炷置于盐上点燃，灸至腹内温热即有便感。

③耳针。

取穴：膀胱、肾、三焦、肺、脾、尿道。

操作：毫针刺法或压丸法。

（三）直肠脱垂的针灸康复

直肠脱垂也称脱肛，是指肛管、直肠、乙状结肠下段的黏膜层或全层肠壁向外脱出于肛门外的一种病症。本病好发于老年人、妇女和小儿。轻症脱出少，可自行复位；重症脱出长，须托入方能复位。

中医学认为，本病多由中气下陷所致。老年人元气不足，妇女分娩过多，产时元气大伤，不能收摄；久泄久痢，脾肾阳虚，大肠之气不固；也可因慢性咳嗽、小儿经常啼哭等，以致下元虚弱，中气下陷，不能摄纳，肛门松弛，升举无力而下脱。另外，嗜食膏粱厚味，湿热蕴结大肠，或长期便秘，或痔疾日久，均会导致肛门下垂脱出。

现代医学认为，直肠脱垂主要由直肠黏膜下层组织和肛门括约肌松弛，或直肠发育缺陷和支持组织松弛无力，加上努责太过，造成腹腔内压增高而致。

1.辨证要点

肛门坠胀脱出。

（1）中气下陷：稍劳即发，肛门坠胀，面色萎黄，神疲乏力，食欲缺乏，头晕心悸。舌淡，苔白，脉细弱。

（2）湿热下注：多见于痢疾急性期或痔疮发作时，肛门局部红肿灼热，大便时加重，小便黄赤。舌红，苔腻，脉滑数。

2.治疗

（1）基本治疗：

①治疗原则：补中气，升提固脱。取督脉穴及足太阳经为主。

②主穴：百会、长强、大肠俞、承山。

③配穴：中气下陷配脾俞、气海；湿热下注配阴陵泉。

④方义：百会为督脉与足太阳经的交会穴，气属阳，统于督脉，故灸百会可使阳气旺盛，有升提收摄之功。长强为督脉之别络，位近肛门，可增强肛门的约束功能。大肠俞为大肠之气转输之处，可调和大肠腑气。承山为膀胱经穴，足太阳经别入肛中，故可疏调肛部气血。

⑤操作：先刺长强，沿尾骨和直肠之间直刺入0.5～1.0寸，使酸胀感扩散至整个肛门；承山、大肠俞则根据病情的虚实而酌情补泻，留针30min。实证只针不灸，虚证加气海、足三里、肾俞、脾俞，针后加灸，百会只灸不针。治疗每日1次，10次为1个疗程。

（2）其他治疗：

①穴位敷药疗法。

取穴：百会。

操作：取蓖麻仁10粒，加少量米饭一起捣烂，敷于百会4h，每日换1次。

②耳针。

取穴：直肠下段、肛门、皮质下、大肠、脾、肺。

操作：中强刺激，留针30min。每日1次，10次为1个疗程。

③推拿。

取穴：长强。

操作：对于小儿脱肛，用拇指或中指指端揉龟尾（即长强）100～200次，再艾灸15min。

第二节　脑卒中

脑卒中是指起病迅速、由脑血管疾病引起的局灶性脑功能障碍，且持续24小时或引起死亡的临床综合征。它是严重威胁人类生命的疾病之一，具有高发病率、高病死率、高致残率和高复发率的特点。每年我国新发脑卒中患者200万以上，脑卒中已成为我国国民第一位死因。

一、病史采集和体格检查

（1）脑卒中复发的危险因素。

（2）内科并发症。

（3）意识水平和认知状态。

（4）吞咽功能。

（5）皮肤评价和压疮风险。

（6）直肠和膀胱功能。

（7）移动能力，患者是否需要他人提供移动帮助。

（8）下肢深静脉血栓形成的风险。

（9）以前抗血小板药物或抗凝药物的使用情况。

（10）对家属和看护者的情绪支持。

二、脑卒中复发因素的二级预防

其目的是降低卒中复发的危险。已发卒中患者的再发卒中的风险增高；另外缺血性卒中患者，以及有冠心病风险等因素（冠心病、周围血管病、糖尿病）的非缺血性卒中患者，发生心肌梗死或冠心病相关死亡的危险也增高。

故卒中的二级预防是康复治疗的重要组成部分，应维持终身。临床证实有效的预防措施包括：有效地控制高血压、糖尿病；应用他汀类药物调脂消斑；缺血性卒中患者进行抗血小板治疗，伴心房纤颤的患者应用华法林预防栓子的形成，进行合理的体育锻炼和戒烟。对于上述缺血性卒中患者以及有冠心病风险等因素的非缺血性卒中患者，还应进行冠心病的二级预防。

三、脑卒中康复的主要目的和内容

（1）预防、认识和处理脑卒中时的各种神经功能缺损和医学的并发症，避免失用综合征和误用综合征。

（2）使患者最大程度地提高功能和生活独立。

（3）使患者和家庭成员在心理上获得最大限度的适应。

（4）通过社会的参与（如回到家里和家人一起生活、儿童患者能去上学，参与娱乐性活动和职业性活动等）预防继发性残疾。

（5）尽可能地提高患者的生活质量。

（6）预防脑卒中和其他血管性疾病的再发。

四、脑卒中康复医疗的基本原则

（一）WHO脑卒中康复的专家委员会建议

脑卒中的康复医疗应当遵循下面五个原则。

（1）正确选择病例，掌握好适应证和禁忌证。

（2）主动性康复训练应及早开始。

（3）分阶段进行。

（4）按一定的康复程序进行。

（5）进行全面的康复管理。

（二）基本原则的实践

开展卒中的康复医疗，要牢记以下原则。

（1）脑卒中急性期的康复处理应当与急性期的医学处理同步开始，并且康复处理应当贯穿于疾病恢复的全过程。也就是说，它包含了住院期间、康复中心、社区及家庭中连续的、统一的康复医疗过程。

（2）一旦患者的病情稳定，就应当在24～48小时后开始康复性活动或训练；病情不稳定时，不要盲目进行康复性活动。

（3）康复医生应对卒中患者进行全面的医疗管理。主要内容是：对患者和家属开展健康教育，改变不良生活方式，降低脑卒中危险因素。对患者的预后做出恰当判断，制订出康复医疗计划，开出治疗处方，评估治疗效果，领导康复小组。

（4）对于单方面功能障碍为主的患者，如仅有偏瘫，可到相应的专业组去治疗，如物理治疗、作业治疗等。对于存在两个以上功能障碍的患者，如失语、偏瘫，必须采取小组治疗的方法，按一定程序和阶段进行。小组成员的治疗活动必须协调一致，共同评价，制订出短期目标和长期目标。

（5）康复治疗主要是主动性的功能训练。患者要达到足够的训练强度，激发患者产生强烈的康复动机和康复训练兴趣，主动、积极配合各种康复训练。

（6）康复医生要重视患者及家庭成员的心理问题。因为心理问题对康复最终结局有较大影响。应该让家庭成员参与整个康复计划，这对患者的康复效果十分重要。

（7）康复是针对功能训练的方法，首先着眼于丧失功能的康复训练，促进其尽快恢复，如过早使用健肢，患侧肢体可产生"习得性失用"，只有当功能障碍不可改变或处于恢复平台期时，才可采取代偿和替代的方法。补偿患者的功能缺损，达到最适当的功能独立性。

（8）康复治疗遵循因人而异，从易到难，循序渐进，持之以恒，全面康复的原则。

五、脑卒中后偏瘫迟缓期康复治疗

（一）内科基础治疗

脑卒中后偏瘫迟缓期患者应卧床休息，维持生命体征和内环境稳定，防治肺部感染、泌尿系感染、深静脉血栓形成，根据病情变化调节血压、血脂、血糖等至正常范围，控制脑水肿，降低颅内压，改善脑代谢。

（二）针灸治疗

遵循标本兼顾、扶正祛邪的原则，治疗脑卒中后偏瘫迟缓期应利用各种方法提高肢体肌力和肌张力，诱发肢体的主动活动，及早进行床上的主动性活动训练，同时应注意预防肿胀、肌肉萎缩、关节活动受限等并发症的发生。

1.复原纠瘫针法

（1）治则：调神导气、振痿通络。

（2）主穴：百会、水沟、足三里。

（3）辅穴：①患侧：肩髃、肩髎、臂臑、曲池、外关、合谷、阳陵泉、丘墟、足临泣、环跳、殷门。②健侧：极泉、尺泽、内关、委中、三阴交。

（4）操作：先针刺健侧穴位，采取提插泻法（有触电感即可出针，不留针）；后针刺患侧穴位，采取平补平泻法。环跳、殷门不留针。毫针针刺得气后，配合电针治疗，留针20分钟。每日1次。待肌张力正常后即可停用电针治疗。

2.温针灸法

（1）取穴：患肢肩髎、曲池、血海、足三里。

（2）操作：选取0.30mm×60mm一次性毫针，各穴均直刺，得气后，于针柄上或裹以纯艾绒的艾团，或取约2cm长之艾条套在针柄之上，无论是艾团还是艾条，均应距皮肤2～3cm，再从其下端点燃施灸。每次如用艾团可灸3～4壮，如用艾条则只需1条。留针需待艾团或艾条燃烧完毕，大约30分钟。每日1次，每周6次。

（三）中医其他方法治疗

1.拔罐疗法

选取患肢手足三阳经为主，在肩关节、髋关节、膝关节周围进行拔罐，以行气活血、疏通经络。每次留罐10分钟，每周2次。

2.穴位注射疗法

药物选取丹参注射液、红花注射液或维生素B_1注射液100mg、维生素B_{12}注射液500μg。

3.推拿疗法

推拿手法用兴奋类手法（捏、拿、点、叩、弹拨），以手足三阳经为主，手法轻柔，采用补法，顺经推拿，以补益气血、舒经通络。每日1次，每次20～30分钟。

取患侧肩髃、曲池、环跳、足三里、阳陵泉等穴位注射，隔日1次。

4.中药疗法

（1）治则：补气活血、振痿通络。

（2）方药：复原通络方加减。黄芪30g、当归10g、赤芍10g、生白芍15g、川芎12g、鸡血藤15g、甘草6g、人参10g、山茱萸20g。随证加减。

（3）用法：水煎服。1日1剂，6日为1个疗程。

静脉滴注可选用具有活血化瘀、益气养血功能的中药注射液。

（四）西医康复治疗

对患者进行早期康复宣教，注重良肢位的摆放，采取正确的转移方法（床上翻身或转移、床或椅转移、坐起），并对患者进行早期并发症的预防（下肢深静脉血栓、骨质疏松、压疮、关节活动受限、失用性肌萎缩等）及心理干预，鼓励患者及家属重拾信心，积极康复。

1.康复训练

利用PNF技术诱发肌肉主动运动，利用联合反应对健侧施加阻力诱发患侧运动，进而诱发随意运动的出现。

（1）运动治疗：

①刺激技术的应用：利用Rood技术、Bobath技术进行感觉刺激挤压，采用毛刷轻刷患肢前臂、胫骨前部，并同时应用拍打、震动等手法，促进伸腕和踝背屈动作的出现。

②良肢位的摆放：主要采用抗痉挛体位，定时变换体位；床上体位转移训练，包括翻身、坐起等，同时鼓励患者主动参与。

③关节的主被动训练：利用关节活动技术，维持患者的关节活动度，同时不要过度牵拉，避免软组织损伤。

④呼吸训练：改善通气和换气功能，呼吸肌的力量、耐力和协调性，建

立有效的呼吸方式，可采用缩唇呼吸、腹式呼吸、呼吸训练器等，保持或改善胸廓的活动度。利用体位引流，增加咳嗽效率。

⑤躯干的核心肌群训练：主要包括上肢肩胛带的控制，下肢骨盆的控制。可采用PNF技术促进肩胛骨的活动，激活前锯肌和菱形肌，促进肩胛骨的稳定。

仰卧位滞空练习：在医师的帮助和控制下，患者运动患侧上肢进行自律性运动并使上肢停滞在空间的某些位置。

上肢在滞空状态下的抗干扰训练可增加前锯肌和肩袖肌群的功能性力量，提高肩关节的稳定性。

骨盆的控制主要采用桥式运动，如静态到动态的训练、双侧到单侧的训练、稳定到不稳定的训练。

借助滚筒等不稳定平面进行躯干及骨盆的控制训练。

⑥坐位平衡训练：尽早让患者坐起，能防止肺部感染，改善心肺功能。先从半坐位开始，如患者无头昏等不适症状，可加大角度、延长坐起时间，然后让患者坐到床上或椅子上。

（2）器械训练：

①电动起立床训练：每次45分钟。可提高患者的心肺能力、站立能力，预防直立性低血压，减少骨质疏松、泌尿系感染等。

②MOTO-MED训练：被动活动肢体，预防深静脉血栓、关节强直；同时进行主动辅助训练，增强肌力。

③四肢联动训练：增强患者四肢的肌力、耐力及改善四肢的协调。

④平衡训练仪训练：改善患者站立位重心转移及重心的控制。

⑤SET悬吊训练：激发核心肌群收缩，增强躯干控制，利于诱发肢体随意运动。

⑥Thera-Band训练：肌力训练、平衡训练、协调训练、床上转移训练。

⑦情景互动训练：坐位平衡训练，增加趣味性。

⑧上、下肢机器人训练：促进正确模式的建立。

（3）物理因子治疗：

①气压疗法：改善四肢血液循环，预防手部肿胀、下肢静脉血栓。

②低、中频电子疗法：预防失用性肌肉萎缩，促进神经肌肉功能的重建。

③电子生物反馈疗法：刺激失活肌肉收缩，激活肌肉功能。

④经颅磁刺激疗法：增强神经、肌肉联系，加快患者肌力恢复。

⑤微波疗法：治疗肩痛。

2.特色康复技术

（1）带针康复治疗：

①治则：通督调神、培元纠瘫。

②主穴：选取头部督脉穴位（百会、神庭、印堂）。

③配穴：顶颞前斜线上1/5治疗对侧下肢和躯干瘫痪，中2/5治疗上肢瘫。

④操作：选用1.5寸毫针针刺双侧穴线，每穴线3针，接力法，与头皮呈30°夹角进针，刺入后快速捻转，200～260转/分，并保持留针。留针1～3小时，留针期间配合康复训练。每日1次，每周6次。

（2）肢体训练配合手指点穴：

取穴：①上肢为臂臑、曲池、手三里、内关、合谷等穴。②下肢为伏兔、梁丘、足三里、承山、解溪等。

医师指导患者进行肢体训练时，可同时配合手指点穴或锡针点穴为患者治疗，多采用点法、按法、一指禅轻度揉法，以补法为主。每日1次，每周6次。

六、脑卒中后痉挛性偏瘫康复治疗

（一）内科基础治疗

根据病情变化调节血压、血脂、血糖等危险因素至正常范围，给予改善脑代谢等治疗，可选用神经递质抑制剂、苯二氮䓬类药物、骨骼肌松弛药物等抗痉挛药物。

（二）针灸治疗

脑卒中后运动障碍的治疗应遵循标本兼顾、扶正祛邪的治疗原则。脑卒中后运动障碍的特点为肌张力增高、腱反射亢进、随意运动时伴随共同运动的方式出现。治疗重点在于控制肌痉挛，促进分离运动的出现。

1.解痉纠偏针法

（1）治则：通督调神、缓急柔筋。

（2）主穴：百会、至阳、尺泽、委中、小海、照海。

（3）辅穴：神庭、承山、阴陵泉、阳溪、郄门。

（4）操作方法：百会平刺1寸，针刺手法为平补平泻；至阳斜刺1寸，针刺手法为平补平泻；尺泽、委中直刺1～1.5寸，针刺手法为捻转补法，手法宜轻；小海、照海直刺0.5寸，针刺手法为捻转泻法，手法宜重；神庭平刺1寸，针刺手法为平补平泻；承山直刺1寸，针刺手法为提插补法，手法宜轻；阴陵泉直刺1寸，针刺手法为提插补法，手法宜轻；阳溪直刺0.5寸，针刺手法为捻转补法，手法宜轻；郄门直刺1寸，针刺手法为捻转泻法，手法宜重。针刺得气后留针30分钟，每周6次。2周为1个疗程，共3个疗程。

2.磁圆梅针疗法

用磁圆梅针圆头循经叩刺手三阴经、足三阳经（拮抗肌）及督脉，采用轻度到中度手法叩刺，手法轻柔，叩至局部微红为度。每条经脉叩刺3～5遍，每日1次。

3.刺络放血拔罐疗法

（1）取穴：患肢曲泽、委中等穴。

（2）操作：局部定位、取穴后，用三棱针进行点刺放血，随即拔罐治疗，留罐约10分钟，保持局部干燥，3天内不沾水。每周1～2次。

（三）中医其他方法治疗

1.中药熏蒸疗法

（1）中药处方：伸筋草30g、苏木15g、桂枝15g、透骨草30g、艾叶20g。

（2）操作：诸药煎成2000mL药液，加入智能型中药熏蒸汽自控治疗仪中，调节温度37～41℃，以患者能够耐受为度。患肢局部20分钟，每日1次。

2.推拿疗法

根据肢体活动功能缺损程度和状态进行中医推拿治疗，可使用不同手法以增加关节活动度、缓解疼痛、抑制痉挛和被动运动等。避免对痉挛肌肉群强刺激，是偏瘫按摩中应注意的问题。推拿手法常用揉法、捏法，也可配合其他手法，如弹拨法、叩击法、擦法等。或对手足三阴经进行推拿，采用推法，作用于经筋，可有效缓解肌肉紧张。1日1次，每周5～6次。

3.中药疗法

选用养血柔肝、舒筋活络、活血化瘀的药物治疗。

（1）治则：柔肝缓急、舒筋活络。

（2）方药：养血柔筋方加减。生白芍15g、甘草12g、川芎12g、当归10g、丹参10go随证加减。

（3）用法：水煎服。1日1剂，6剂为1个疗程。

静脉滴注可选用具有养血柔筋功能的中药注射液。

（四）西医康复治疗

1.康复训练

（1）运动技术治疗：改善关节活动度。可采用肌肉牵伸技术、关节松动技术、肌肉能量技术（MET）等。

①肌肉牵伸技术：胸大肌、喙肱肌、胸小肌、肩胛下肌、肱二头肌、旋前圆肌或旋后肌等肌肉的牵伸，改善上肢屈肌痉挛模式；内收肌群、缝匠肌、髂腰肌、小腿三头肌等肌肉的牵伸，改善下肢的伸肌痉挛模式。

②关节松动技术：腕关节、踝关节等挛缩关节的关节松动训练，改善关节活动度。

③肌肉能量技术：使用轻柔的等长收缩，通过自发抑制或交互抑制，放松并拉长肌肉。

（2）运动控制训练：即姿势的维持和控制训练，通过神经肌肉促进技术（PNF技术、Rood技术、Bobath技术、Brunnstrom技术）、悬吊训练、感觉统合训练等改善患者的异常模式。中枢性瘫痪后，患者运动及其本体感觉受损，需要重新建立其卧位、坐位、跪位、站位平衡及干扰下维持平衡的能力。

（3）分离运动训练：上肢肩、肘、腕关节的分离运动训练，下肢髋、膝、踝关节的分离训练。通过运动再学习方案优化技巧，改变体位，增加负重，并逐渐增加难度。

（4）作业治疗：根据患者功能恢复的情况，结合日常活动，通过选择带有任务导向的分解步骤训练，最大限度地激发患者的功能恢复。方法包括肩胛带控制训练、上肢分离运动诱发训练、进食训练、握杯子训练、穿脱衣服训练、洗漱刷牙拧毛巾训练、不同环境下的行走训练、上下楼梯训练、如厕训练等。

（5）手功能训练：根据患者兴趣设计相应的辅助手及实用手能力的训练。可通过书法、贴画、投球、编织、插花、和面、切菜、拧螺丝、木工等精细运动进行训练。

（6）步行功能训练：通过步态评估对患者步行的异常姿势进行针对性训练，提高患者的步行能力。

（7）器械训练：

①负重训练：利用器械（阶梯、楔形站立架、平衡软榻、振动台等）进行患腿负重训练，增加本体感觉的输入及跟腱牵伸训练，改善患者的痉挛模式。

②上肢机器人训练：针对患者的不同功能障碍采用相对应的训练，增强反馈，从而改善患者的上肢运动模式。

③下肢机器人训练：减重下的步态训练，促使患者建立良好的步行模式。

④平衡训练仪、情景互动训练等：通过早期站立位重心转移训练改善患者站立位平衡；设置不同情景下的模拟训练，改善患者的肌力、平衡、重心转移、步行等。

⑤四肢联动训练：通过四肢协调性训练，增强患者四肢肌力及心肺功能。

⑥MOTO-MED上下肢智能训练：在缓解肢体肌张力的同时，训练患者双上肢或者双下肢的运动控制。

⑦S-E-T悬吊训练：在悬吊的控制下，激活患者神经肌肉控制，并改善患者的核心控制能力。

⑧矫形器训练：通过踝足矫形器、腕手关节矫形器等训练，维持患者的关节活动度。

（8）物理因子治疗：

①痉挛肌治疗仪疗法：刺激患者痉挛肌和拮抗肌，使两者交替收缩，通过交互抑制使痉挛松弛，并提高拮抗肌的肌力和肢体功能。

②冷疗法：将手反复多次浸泡在冰水中，每次约10秒后取出。

③温热疗法：各种传导热、辐射热、内生热等局部治疗可以缓解肌肉痉挛。

④电子生物反馈疗法：对患者进行电刺激并接受患者的肌电、生物反馈信号，从而达到改善肌肉紧张、治疗肌肉松弛的作用。

2.特色康复技术

（1）带针康复治疗：

①治则：通督调神、解痉纠瘫。

②主穴：选取头部督脉穴位（百会、神庭、印堂）。

③配穴：顶颞前斜线上1/5治疗对侧下肢和躯干瘫痪，顶颞前斜线中2/5治疗上肢瘫。

④操作：百会、神庭、印堂常规针刺。选用1.5寸毫针针刺顶颞前斜线上1/5、中2/5之双侧穴线，每穴线3针，接力法，与头皮呈30°夹角进针，刺入后快速捻转，200～260转/分，并保持留针。留针1～3小时，留针期间配合康复训练。每日1次，每周6次。

（2）康复训练配合手指点穴：

①取穴：上肢为曲泽、尺泽、小海、列缺、内关等；下肢为血海、委阳、承扶、丰隆、丘墟、昆仑等。

②操作：医师指导患者进行肢体训练时配合手指点穴，点穴手法多采用点法、按法、一指禅揉法等，边点按穴位，边进行牵伸等康复训练。每日1次，每周6次。

七、脑卒中后平衡障碍康复治疗

（一）内科基础治疗

基础治疗包括抗血小板聚集、营养神经、抗自由基、控制原发病（高血压、糖尿病），以及维持生命体征和内环境稳定，防止肺部感染、泌尿系感染、深静脉血栓等并发症。

（二）针灸治疗

1.通督息风针法

（1）治则：通督固本、柔肝息风。

（2）主穴：脑空、风府、天柱、脑户、风池、太溪。

（3）辅穴：肾俞、肝俞、阳陵泉、绝骨、焦氏平衡区。

（4）操作：毫针1.5～2寸，捻转手法。脑空透刺风府，脑户透刺风池，行平补平泻手法，留针30分钟。可加电针，通以疏密波，以头部微微颤动为度。

2.磁圆梅针疗法

患者取俯卧位。医师用磁圆梅针圆头循经叩刺患者督脉（自命门叩至神庭）、双侧夹脊穴（颈夹脊及华佗夹脊穴），自上而下，叩刺强度以患者能够耐受为度，叩至局部皮肤微红为宜。每次20分钟，每日1次。

3.通阳药物游走罐疗法

选用息风通络、益肾填髓药物，打成粉剂后均匀涂抹于患者督脉、双侧膀胱经，然后涂抹少量精油，进行游走罐，以患者能够耐受为度。每周1次。

4.电项针结合头针疗法

（1）取穴：风池（双）、脑空（双）、曲差（双）、玉枕（双）、五处（双）、百会。

（2）操作方法：针刺风池后，连接电针治疗仪，通以疏密波；头针取脑空、曲差、玉枕、五处、百会等，或平衡区、运动区、晕听区、舞蹈震颤控制区。

（3）说明：电项针疗法是在项部腧穴予以电针治疗，使肌肉有节律地跳动，加快项部血管，尤其是椎动脉的血流速度，从而促进椎-基底动脉系统的血液循环，改善小脑的血液供应，使小脑的功能得以恢复。

5.醒脑开窍针法结合颅后窝排刺法

（1）主穴：人中、内关（双）、三阴交（双）。

（2）配穴：小脑在头皮投影区的平衡区，选取双侧风府、哑门等在颅后窝进行排刺。

（3）说明：可协调阴阳、开窍启闭、宁心安神；结合现代解剖学，针后加电针，配合督脉、足太阳膀胱经排刺，以改善小脑供血，治疗小脑病变后导致的平衡障碍等。

（三）中药治疗

1.治则

补益肝肾、柔肝息风。

2.方药

柔肝息风汤加减。熟地10g、山茱萸15g、枸杞15g、生白芍15g、钩藤10g、怀牛膝10g、当归10g、丹参10g、生晒人参10g、沙苑子15g。随证加减。

3.用法

水煎服。1日1剂，6日为1个疗程。

静脉滴注可选用具有活血化瘀功能的中药注射液。

（四）西医康复治疗

1.现代康复训练

平衡训练方法按患者的体位，可分为前臂支撑下俯卧位训练、手肘膝跪位训练、双膝跪位训练、半跪位训练、坐位训练和站立位训练；按是否借助器械，可分为徒手平衡训练和借助器械平衡训练；按患者保持平衡的能力，可分为静态平衡训练、动态平衡训练（自动态平衡训练和他动态平衡训练）。

（1）静态平衡训练：临床上进行平衡功能训练时，一般先从支撑面最大、最稳定，患者比较容易掌握平衡技巧的卧位开始。

①仰卧位训练。

第一，适用范围。主要适合于偏瘫患者早期的平衡功能训练。

第二，训练目的。训练腰背肌和提高骨盆的控制能力，诱发下肢分离运动，缓解躯干及下肢的痉挛，提高躯干肌肌力和平衡能力。患者病情稳定后应尽早进行桥式运动训练。

第三，训练方法。桥式运动。可根据患者控制能力改善的程度逐渐调整桥式运动的难度，如由双桥运动（双侧下肢同时完成此动作为双桥运动）过渡到单桥运动（单侧下肢完成此动作为单桥运动）。

②坐位训练。

第一，适用范围。主要适合偏瘫患者早期的平衡动能训练。

第二，训练目的。促进患侧躯干肌力，促进患侧下肢肌力及承重力。

第三，训练方法。A.适应性训练：由静态姿势维持床上靠坐位过渡到床边端坐位。早期脑卒中患者易发生直立性低血压，为防突然体位变化造成的反应，可在训练之前先进行适应性训练。B.静态平衡训练：患者取端坐位，早期可在背部给予患者一定量的扶持，帮助患者保持静态平衡，之后逐渐减少辅助量。C.干扰平衡训练：医师要求患者通过侧屈或旋转躯干看向各方向；医师从不同的角度向患者抛球，并逐渐增加抛球的距离和力度以增加训练难度；患者坐于训练球或平衡垫上，医师向各个方向推动患者，推动的力度和范围随训练进程逐渐增加，训练时应注意循序渐进，防止患者精神紧张和加重痉挛。

③前臂支撑下俯卧位训练。

第一，适用范围。主要适用于恢复前期患者的平衡功能训练。

第二，训练目的。上肢和肩部的强化训练及持拐步行前的准备训练。

第三，训练方法。根据患者的功能状况，可选择不同的支撑平面，由质地坚硬的稳定支撑面逐渐过渡到多维度的不稳定性支撑面。

④手肘膝跪位训练。

第一，适用范围。步行前及坐站转移前的躯干稳定性训练。

第二，训练目的。增强躯干的本体感觉反馈，促进躯干的核心运动控制。

第三，训练方法。根据患者的功能状况，医师可给予患者一定程度的帮助或打破患者的稳定极限来诱发患者的调整能力。

第四，注意事项。可将枕头、滚筒等物品置于患者腹部下方，在患者疲劳或动作失败时支撑身体；练习患侧上肢支撑身体时，要注意对腕关节、肘关节和肩关节的保护，防止外伤；年长患者训练时要注意心肺功能。

⑤双膝跪位训练或半跪位训练。

第一，适用范围。躯干与骨盆的控制训练。

第二，训练目的。加大平衡反应的难度，提高平衡反应水平。训练方法：患者取双膝跪位或半跪位，并保持平衡，由医师和患者进行抛接球训练。或跪于平衡垫上，向各个方向够物，推动的力度和范围，随训练进程逐渐增加。

⑥站立位训练。

第一，适用范围。在患者跪位平衡、坐位平衡及耐力改善后，可以开始进行站立位平衡训练。

第二，训练目的。为步行做好准备并最终达到步行的目的。

第三，训练方法。A.静态平衡训练：辅助站立训练，患者未能独立完成站立前，先进行辅助站立训练。可借助肋木、平行杠等帮助保持站立平衡，并根据患者平衡改善程度逐步减少辅助量，再逐渐过渡到独自站立平衡训练。B.独自站立平衡训练：患者可在姿势镜的帮助下了解自己的姿势，便于进行自我调整及保持正确姿势。

（2）动态平衡训练：

①各方向活动训练：患者双足保持不动站立，身体交替向前后、左右倾斜，转动并保持平衡。

②交替负重训练：借助踏板交替使用左右侧下肢支撑体重，每次均保持5～10秒，或向不同方向进行够物训练、抛接球训练。

③平衡测试仪训练：可使用平衡测试仪进行站立位动态平衡训练。

④步态平衡训练：患者在步行训练过程中增加多重任务，如步行过程中

交谈、抛接球、跨越障碍物、侧方行走、倒走等，提高患者的平衡反应能力。

2.带针康复治疗

（1）治则：通督调神、平衡纠偏。

（2）主穴：选取头部督脉穴位（百会、神庭）。

（3）配穴：双侧枕下旁线、枕后线。

（4）操作：常规针刺百会、神庭，保持留针。选用1.5寸毫针刺双侧枕下旁线、枕后线穴线，每穴线3针，接力法，与头皮呈30°夹角进针，刺入后快速捻转，200～260转/分，并保持留针。留针1～3小时，留针期间配合康复训练。每日1次，每周6次，2～3周为1个疗程。

第三节　脊髓损伤

脊髓损伤（Spinal cord injury，SCI）是指由于各种原因引起的脊髓结构、功能的损害，造成损伤水平以下的运动、感觉、自主神经功能障碍。脊髓损伤分外伤性和非外伤性。颈脊髓损伤造成上肢、躯干、下肢及盆腔脏器的功能损害时，称四肢瘫；胸段以下脊髓损伤造成躯干、下肢及盆腔脏器功能障碍而未累及上肢时，称截瘫。截瘫包括马尾损伤和圆锥损伤，但不包括骶丛病变和椎管外周围神经损伤。

一、分类

脊髓损伤可根据致病因素及神经功能障碍情况进行分类，脊髓损伤的分类对患者的诊断、治疗、康复及预后评定有重要意义。

（一）病因分类

1.外伤性脊髓损伤

在发达国家，外伤性脊髓损伤的发病率为每年20～60例/每百万人口。在我国因无脊髓损伤的登记制度，无发病学的准确统计。

2.非外伤性脊髓损伤

非外伤性脊髓损伤的病因很少，Burke与Mum将非外伤性脊髓损伤的原因分为两类：发育性病因，如脊柱侧弯、脊柱分裂、脊椎滑脱等；获得性病因，主要包括感染（脊柱结核、脊柱化脓性感染。横贯性脊髓炎等），肿瘤（脊柱或脊髓的肿瘤），脊柱退化性疾病，代谢性疾病及医源性疾病等。

（二）神经功能分类

长期以来，由于没有一致的脊髓损伤神经功能分类标准，使得在临床分类诊断、疗效评定、康复目标确定、预后判断等方面进行学术交流和研究产生困难。1992年，美国脊髓损伤学会（ASIA）制定了脊髓损伤神经功能分类标准，简称92ASIA标准。1994年，国际截瘫医学会正式推荐该标准为国际应用标准。2000年，ASIA又在临床应用的基础上对ASIA标准作了个别的修正。该标准基本概念明确，指标客观定量，可重复性强，成为目前国际上广泛应用的脊髓损伤分类标准。

1.脊髓损伤的水平

脊髓神经解剖结构的节段性特点决定了脊髓损伤的节段性表现。脊髓损伤后，在损伤水平以下脊髓的运动、感觉、反射及括约肌和自主神经功能受到不同程度的损害。脊髓损伤水平的确定反映脊髓损伤的严重性，颈椎损伤（C_1～T_1）造成四肢瘫，胸腰椎损伤（T_1以下）造成截瘫。脊髓损伤水平是确定患者康复目标的主要依据。对完全性脊髓损伤患者来说，脊髓损伤水平一旦确定，其康复目标基本确定。对不完全性脊髓损伤患者来说，应具体确定脊髓损伤水平以下的肌力评分。

2.脊髓损伤程度

（1）完全性脊髓损伤：在脊髓损伤平面以下的最低位骶段，感觉、运动功能完全丧失。骶部的感觉功能包括肛门皮肤黏膜交界处感觉及肛门深感觉，运动功能是肛门指检时肛门外括约肌的自主收缩。

（2）不完全性脊髓损伤

脊髓损伤后，损伤平面以下的最低位骶段（S_3～S_5）仍有运动或（和）

感觉功能存留。不完全性脊髓损伤提示脊髓损伤平面未发生完全性的横贯性损害，临床上不完全性脊髓损伤有不同程度的恢复的可能。

二、临床表现

脊髓损伤的主要临床表现是脊髓休克、运动和感觉障碍、体温控制障碍、痉挛、排便功能障碍、性功能障碍等。不完全性脊髓损伤具有特殊的表现。

（一）中央束综合征

中央束综合征常见于颈脊髓血管损伤。血管损伤时，脊髓中央先开始发生损害，再向外周扩散。上肢的运动神经偏于脊髓的中央，而下肢的运动神经偏于脊髓的外周，造成上肢神经受累重于下肢。因此，上肢功能障碍比下肢明显。

（二）半切综合征

半切综合征常见于刀伤或枪伤。只损伤脊髓半侧，由于温痛觉神经在脊髓发生交叉，因而造成损伤同侧肢体本体感觉和运动丧失，对侧痛温觉丧失。

（三）前束综合征

脊髓前部损伤，造成损伤平面以下的运动和痛温觉丧失，而本体感觉存在。

（四）后束综合征

脊髓后部损伤，造成损伤平面以下的本体感觉丧失，而运动和痛温觉存在。

（五）脊髓圆锥综合征

主要为脊髓骶段圆锥损伤，可引起膀胱、肠道和下肢反射消失，偶尔可以保留骶段反射。

（六）马尾综合征

椎管内腰骶神经根损伤，可引起膀胱、肠道及下肢反射消失。马尾的性质实际上是外周神经，因此有可能出现神经再生而导致神经功能逐步恢复。马尾损伤后神经功能的恢复有可能需要2年左右的时间。

（七）脊髓震荡

脊髓震荡指暂时性和可逆性的脊髓或马尾神经生理功能丧失，可见于只有单纯性压缩性骨折。

三、针刺康复治疗

（二）取穴原则

1.治痿首取督脉

督脉循行于腰脊正中，上达巅顶，为全身阳脉之主干，十二经脉中之手足三阳经皆与之相交会，故有"阳脉之海"之谓，具有调整和振奋人体阳气的作用，能统摄全身阳气；又因督脉行于脊里络肾，上行入脑，脑为"元神之府"，神主人身之功能，人体的一切功能活动皆赖之所主，若督脉损伤，阳气不能上升下达，阴血癖闭，气血运行不畅，筋脉失养则萎废不用，故治痿首先当"扶持"督脉，使阳气旺盛，则神有所养，筋有所柔。正如《素问·生气通天论》所云："阳气者，精则养神，柔则养筋"。

2.辅以华佗夹脊穴

华佗夹脊穴位于脊柱两旁，功善调理脏腑，能疏导阳气，扶督脉之阳，助膀胱经气，使督脉之气能从两侧循环，得以通达，为辅助治疗之臣方。

3.佐以五脏俞和膈俞穴

人体的功能活动是以五脏为中心的，五脏功能虚衰，先后天失济，气血生化无源，则督脉无阳可统，无物可濡，而四肢百骸也无以濡养，五脏俞和膈俞为脏腑经气输注之处，脏腑气血之盛衰皆可由此显示出来，故刺之可调理脏腑气血之功能，以疏通气血，濡养四肢百骸。

4.佐以膀胱经和胆经穴

足太阳膀胱经为背部纵向之大经，脏腑之背俞穴顺序排序其上，脏腑之经气皆由其穴内外转输，是主导人体气血的重要经脉之一，又主筋之所生病，故膀胱经穴善治筋病。足少阳胆经循于身之阳侧，主骨之所生病，其穴善治骨病。

5.治痿不忘阳明

阳明经多气多血，为气血生化之源，又主润宗筋，主束骨而利机关，前贤谓"治痿独取阳明"已明其义，临床治痿当不忘乎阳明。

6.治痿常灸井穴

井穴多位于手足之端，被喻作水的源头，是经气所出之处，即"所出为井"。井穴可以调节经脉元气，促进经脉气血的流通。近代临床上井穴也多用于通脑醒神，故此井穴可奏调理气血、温通督脉之功。且现代医学也证实，刺激神经系统的周围部分有利于中枢部位病变的恢复。

（三）治疗方法

1.体针与电针疗法

电针疗法是针灸学的重要组成部分，治疗脊髓损伤时，常用的处方选穴有：①足太阳膀胱经背俞穴；②督脉穴，夹脊穴；③脾胃，肾经穴位；④瘫痪肌群相关穴；⑤神经干相关穴。《素问·骨空论》云："广督脉者，贯脊，属肾"。督脉"总督诸阳"，为阳脉之海，手足三阳经均与之交会。督脉电针可以改善损伤局部组织的血液微循环，减轻脊髓损伤部位水肿和血肿的压迫及粘连，从而遏制了脊髓继发性损伤的进行，故治瘫多首选督脉。夹脊穴则与脏腑背俞穴相邻，针之可调和脏腑气血，一针连及两经，能振奋诸阳，使全身气血流通。从现代医学角度看，夹脊电针可消除病变局部无菌性炎症引起的疼痛，促进炎症及水肿的吸收消散，减轻对神经根的压迫刺激。解剖学还发现，夹脊穴为腰神经后支所经之处，针刺可直接刺激脊神经，抑制痛觉信号传导。所以，夹脊穴也是常用穴位。电针刺激对脊髓损伤有肯定的意义，能明显促进神经损伤后肢体功能的恢复。

（1）督脉穴为主：针灸治疗SCI的截瘫已为临床所广泛应用。刺督脉可直达病所，符合"治病必求其本"之说，既能培补真阳，又可疏通经气使之上下贯通，阳气通达则截瘫可愈，故治瘫首取督脉。督脉电针既可以调节经气，疏通气血，又是一种脉冲电场，故具有针刺和电场的双重作用。督脉循行于腰脊正中，上达巅顶，为全身阳脉之主干。《难经》云："广督脉者，起于下极，并于脊里，上于风府，入属于脑"，而脑为元神之府，神主人身之功能，同时，督脉为"阳脉之海"，为诸阳之纲，率阳气，统真元，具有振奋和调整人体阳气的作用。脊髓受损，伤其脊骨是现象，损其督脉是实质。督脉统督一身阳经的功能失职，气乱血溢，督脉阻滞，气血不通，日久必然影响相连的经络及脏腑发生继发性损害，致手足三阳经气不通，气血瘀滞，经筋失养，阳气不能达于肌表，精血不能濡养五脏，表现经气运行不畅，筋脉骨肉失养，肢体萎废不用则出现截瘫，阴阳开阖失司则二便不利。督脉电针旨在疏通督脉，温肾壮阳，活血化瘀，益髓助气，使阳气能上行下达，使精血养四末而恢复机体各部功能。

①督脉针刺法：见表4-1。A.取穴1。取穴部位：头皮针，顶颞前斜线，顶颞后斜线。患者体位：俯卧或仰卧。操作规程：局部皮肤常规消毒，选用28号长1.5寸毫针，针与头皮呈30°夹角，快速刺入头皮下，当针尖达到帽状腱膜下层时，指下感到阻力减小。然后针与头皮平行，向两侧胆经曲鬓、悬厘方向刺入1.5寸，两针平行，行90°幅度，频率200次/分，捻转手法1分钟留针20分钟（督脉与脑和脊髓相关，脑感觉、运动中枢在头皮投影为顶颞后斜线、顶颞前斜线，故将此区域列为督脉针刺法取穴）。B.取穴2。取穴部位：损伤脊髓平面上、下两个椎体棘间隙（随着治疗日期或瘫痪日期的延长可逐个向上、向下移换椎体间隙）。患者体位：俯卧位。操作规程：局部皮肤常规消毒，严格无菌操作，选28号1.5～2寸毫针经高压灭菌后使用。与皮肤呈90°角垂直刺入，行捻转至硬脊膜下，勿提插，得气后通以微弱电流2.5～7.5mA，20分钟。痉挛性瘫用密波，弛缓性瘫用断续波，损伤早期采用隔姜灸上、下移动，灸督脉操作部位，皮肤潮红为度。除了督脉取穴外，可配合选取损伤平面相应的夹脊穴，以及八髎、环跳、承扶、委中、承山、三阴交等。上肢瘫痪者，可选肩髃、臂臑、曲池、手五里、内关、外关、合

谷、后溪等。这些穴位针刺后也可以酌情部分或全部连接电针仪，其连接方式以尽量沿着身体纵轴连接为佳。患者下肢多无感觉，其电针刺激强度与督脉穴一致。每日1次，每次通电30分钟，6次歇息1天，3个月为1个疗程，中间可以休息2周再继续治疗。

表4-1　督脉针刺法操作量表

取穴	定位	神经刺激区	进针角度	深度	针刺方向	针灸法	备注
顶颞前斜线	俯卧或仰卧，头正中线，两耳尖直上连线的中点或前发际正中直上5寸	脚旁为脑感觉中枢	与皮肤呈30°角	0.1寸	向两侧胆经曲鬓方向与皮平行入皮下1.5寸	90°幅度200次/分捻转1分钟，留针20分钟	
顶颞后斜线	前正中线，百会前1寸	侧旁为脑运动中枢	与皮肤呈30°角	0.1寸	向两侧胆经悬厘方向与上针平行入皮下1.5寸	90°幅度200次/分捻转1分钟，留针20分钟	
损伤脊髓上、下两个锥体棘间隙	后正中线，根据手术记录确定损伤部位，根据骨性标志确定上、下两个椎体棘间隙	脊髓	与皮肤呈90°角	1.5寸~2寸至硬脊膜下，或损伤脊髓上椎体间隙有麻胀或放电感	与肌肉垂直	通微电流(2.5~7.5μA)，痉挛性瘫用密波，迟缓性瘫用断续波，20分钟，早期通电后加灸	可随治疗日期延长逐个向上、向下转移锥体棘间隙

②神经干刺激法（表4-2）。A.取穴1。取穴部位：损伤平面上两个椎体以下华佗夹脊。患者体位：俯卧位。操作规程：皮肤常规消毒，1.5寸28号毫针与皮肤呈45°向椎体方向斜刺1~1.5寸至横突骨膜近神经根处，损伤早期瘀血阻络行捻转泻法，中晚期脾肾、肝肾不足行捻转补法。不完全性截瘫针下有麻胀或放电感即可留针。B.取穴2。取穴部位：高位截瘫有上肢症状者，取新设（平天窗穴第4颈椎横突边缘1、2、3、4颈神经相交处）、极泉（臂丛神经）、尺泽（桡神经）、曲泽（正中神经）、少海（尺神经）。患者体位：俯卧或仰卧位。操作规程：皮肤常规消毒，1.5寸28号毫针与皮肤90°

垂直进针至肌肉深层，不完全性截瘫行麻胀或放电感，完全性截瘫针下得气，损伤早期瘀血阻络者行捻转泻法，中晚期脾肾、肝肾不足者行捻转补法1分钟，留针20分钟。C.取穴3。取穴部位：下肢取冲门（股神经）、殷门或环跳（坐骨神经）、委中（胫神经）、腓总神经刺激点（腓骨小头后下方凹陷中）；有腹胀及二便不通者加上、次、中、下髎穴。患者体位：操作规程同神经干刺激法取穴2。操作规程：以上两种针刺方法分胸组与背组交替采用，每日1次，3个月为1个疗程，治疗2～4个疗程（或至痊愈）。

表4-2 神经干刺激疗法操作量表

取穴标准	定位标准	神经刺激区	进针角度	深度	方向	针刺法	备注
华佗夹脊	椎体棘突下两侧，后正中线旁开0.5寸	脊神经根	与皮成45°角	1～1.5寸，有麻胀感为度	向椎体方向斜刺	早期用泻法，中后期用补法	直刺时注意勿伤内脏
新设	平天窗第四颈椎横突边缘	1，2，3，4颈神经相交处	与皮呈90°或75°	0.5～1寸，麻胀及放电感为度	向椎体方向斜刺	早期用泻法，中后期用补法	直刺时注意勿伤肺
极泉	腋窝顶点腋动脉搏动处外侧	臂丛神经	90°	1～1.5寸，麻胀及放电感为度	垂直	早期用泻法，中后期用补法	
尺泽	肘横纹，肱二头肌腱桡侧凹陷处	桡神经	90°	1～1.5寸，麻胀及放电感为度	垂直	早期用泻法，中后期用补法	
曲泽	肘横纹中，肱二头肌腱尺侧缘	正中神经	90°	1～1.5寸，麻胀及放电感为度	垂直	早期用泻法，中后期用补法	
少海	屈肘，在肘横纹内侧端与肱骨内上踝连线的中点	尺神经	90°	1～1.5寸，麻胀及放电感为度	垂直	早期用泻法，中后期用补法	
冲门	腹股沟外侧，髂外动脉搏动处外侧	股神经	90°	1.5～3寸，麻胀及放电感为度	垂直	早期用泻法，中后期用补法	
殷门	大腿后面，承扶与委中的连线上，承扶下6寸	坐骨神经	90°	3寸，麻胀及放电感为度	垂直	早期用泻法，中后期用补法	

取穴标准	定位标准	神经刺激区	进针角度	深度	方向	针刺法	备注
委中	腘横纹中点，当股二头肌腱与半腱肌腱的中点	胫神经	90°	1.5～2寸，麻胀及放电感为度	垂直	早期用泻法，中后期用补法	
阳陵泉	腓骨小头后下方凹陷中	腓总神经	90°	1.5～2寸，麻胀及放电感为度	垂直	早期用泻法，中后期用补法	
八髎	骶部第1、2、3、4骶后孔处股外侧，侧卧屈股，股	骶丛神经	90°	0.5～1寸，麻胀及放电感为度	垂直	早期用泻法，中后期用补法	
环跳	骨大转子最凸点与骶管裂孔连线的外1/3与中1/3交点处	坐骨神经	90°	3寸，麻胀及放电	垂直	早期用泻法，中后期用补法	

（2）夹脊穴为主电场疗法：取穴方法：夹脊穴与远部取穴相结合。主穴选取损伤平面上下各1～2个棘突旁的夹脊穴2～4对，配穴上肢取曲池、外关、合谷，下肢取环跳、委中、三阴交、阳陵泉、承山、绝骨、昆仑、太冲、次髎等。夹脊穴一般针刺时针尖向后正中线倾斜，深度根据部位约25～40mm。针刺取穴后，将导线同侧上下连接，正极在上，负极在下。痉挛性瘫选用密波，弛缓性瘫用疏波，电流量以患者能耐受为度。其他穴位常规针法，提插与捻转相结合，以补法为主，配穴不通电，也可与夹脊穴交替通电。每日1次，每次30分钟，每周6次，休息1天。

2.头针疗法

脊髓损伤导致督脉严重受损。督脉总司人体阳气，阳气既伤，寒邪入侵，致损伤处气滞血瘀，瘀阻经脉，肌肉筋膜水肿，刺激神经节而产生剧痛。中国医学认为"头为诸阳之会，十二经脉阳气上达于头"，故施行头针疗法，可引阳气下行，疏通经脉，通调气血，使疼痛缓解。

现代医学认为大脑皮质的功能与其相应的头皮有关，在其相应的头皮上针刺就可以调整位于其下的大脑皮质的功能，具有较好的恢复肢体功能的作用。

（1）头针选用感觉区、足运感区、运动区的上2/5，强度以患者耐受为度，留针1小时。疼痛区采用皮内针埋针，以阴经疼痛为主的，在选用阴经上阿是穴的同时加用三阴交；以阳经疼痛为主的，选用阳经上阿是穴的同时加用阳陵泉、百会。另外，按焦氏头针分区的方法，临床上如出现右下肢神经痛，针对侧感觉区的上1/5；痉挛用中强刺激针刺相应的舞蹈震颤区，如下肢痉挛针双侧的舞蹈震颤区上1/5。

（2）头穴丛刺法：采用于氏头部腧穴分区法中的顶区、顶前区。①顶区：从百会至前顶（或前顶至百会）及其向左、右各1寸及2寸的平行线。其直下有中央前回、中央后回、旁中央小叶及顶上小叶、顶下小叶的一部分。主要应用于运动障碍，感觉障碍（包括感觉减退、感觉过敏及各种疼痛），大、小便障碍，空间定位障碍。②顶前区：从前顶至囟会（或囟会至前顶）及其向左、右各1寸及2寸的平行线。其直下为额上回、额中回的后部。主要应用于运动障碍，不自主运动、肌张力异常、自主神经功能异常等。

针刺方法：常规消毒后，选用28号华佗牌1.5寸毫针，按上述穴区向前或向后透刺，针体与皮肤呈15°角至帽状腱膜下，深约40mm，快速捻转进针，采用平补平泻手法，留针8小时，每周治疗6天，治疗4周。

四、各个平面的康复治疗

（一）第4颈髓节段完全性损伤

（1）面部肌肉训练，下巴运动–面部表情–脸颊运动以及借助镜子眉毛的运动，尝试肩关节运动。

（2）集中进行嘴巴附近肌肉的活动，如舌头的活动（使用吸管作为一个反馈的工具）。

（3）通过被动运动保持全身各处关节的全范围活动，并教会家属或照看者，坚持每天做2次。

（4）教会家属如何摆放患者的体位，来防止压疮的发生及洗刷。

（5）直立训练来改善心血管状况。

（6）胸部治疗，主动呼吸训练增强上呼吸道肌肉，刺激咳嗽反射，刺激性肺量测定法训练和加压呼吸训练。

（7）训练他们用嘴咬住一根小棍（口棍）来操作一些仪器、打字、打电话、翻页和绘画等。

（二）第5颈髓节段完全性损伤

（1）强制性递增性直立训练计划和直立坐位训练，来为患者使用轮椅做准备。

（2）呼吸治疗时，应该主要采取主动呼吸训练和膈肌刺激，从而保证最佳的呼吸状态，并使分泌物能顺畅地排出。

（3）根据反馈信息进行刺激性肺量测定法训练。

（4）如果患者感到疲倦，应考虑正压通气处理。

（5）若第5颈髓节段水平受损，则进行肩关节外展和肘关节屈曲的主动助力训练。

（6）保持肩关节的活动范围，防止肩关节过度负荷，以及站立位时肩关节半脱位。

（7）给患者戴上手套来防止伸指肌的挛缩。

（8）教会患者和看护者如何防止轮椅患者产生压疮。

（9）教会患者和看护者如何正确地完成从床到轮椅的转移。

（10）给患者介绍及教会如何使用上肢的一些辅助设备。

（11）教会患者熟练使用自助具。

（三）第6颈髓节段完全性损伤

对患者可进行以上所有训练，还可以进行以下训练。

（1）驱动轮椅的训练。

（2）单侧交替地给臀部减压（用肘勾住轮椅扶手，身体向同侧倾斜，使对侧减压），每30分钟进行1次，每次15s。

（3）利用床脚的绳梯从床上坐起，利用头上方的吊环和滑板从床上向轮椅移动。

（四）第7颈髓节段完全性损伤

这类患者上肢功能基本正常，但由于手的内在肌神经支配不完整，抓握、释放和灵巧度有一定障碍，不能捏；下肢完全瘫痪；呼吸功能较差。这类患者在一般情况下在轮椅上基本能完全独立；平地上能独立操作轮椅；在床上能穿、脱衣服和做个人卫生（自我导尿）；能独立进行各种转移。

对患者可进行以上所有训练，还可以进行以下训练。

（1）上肢残存肌力增强训练；使用弹力带等器材来训练。

（2）坐在轮椅上可把双手撑在扶手上进行减压，每30分钟1次，每次15s。

（3）用滑板进行转移。

（4）可训练手控开车。

（五）第8颈髓至第2胸髓节段完全性损伤

这类患者上肢功能（包括腕和手的功能）完全正常，但不能控制躯干，双下肢完全瘫痪。此类患者能独立完成床上活动、转移，能驱动标准轮椅，上肢肌力好者可用轮椅上下马路镶边石，可用后轮保持平衡，独立处理大小便，检查易损部位皮肤，能独立使用通信工具、写字、更衣，能进行轻的家务劳动，日常生活完全自理，可从事坐位工作，可借助长下肢支具在步行双杠内站立。

对患肢可进行以上所有训练，还可以进行以下训练。

（1）加强上肢肌肉强度和耐力的训练，可通过使用哑铃、拉力器等各种器材来达到这一目的。

（2）坐位注意练习撑起减压练习。

（3）尽力进行各种轮椅技巧练习，以提高患者的适应能力。

（4）转移训练仍然必要。

（5）由于上肢功能完好，应进行适宜的职业训练。

（六）第3～12胸髓节段完全性损伤

这类患者上肢完全正常，肋间肌也正常，因而呼吸功能基本正常，耐力增加，躯干部分瘫痪，双下肢完全瘫痪。此类患者生活完全自理，能独立使用标准轮椅和完成转移动作，能进行一般的家务劳动，可从事坐位的工作。利用长下肢支具、拐、助行器或步行双杠可做治疗性步行训练，此种步行虽无实用价值，但给患者能站立行走的感觉，使患者产生强大的心理支持。下肢负重可减缓骨质疏松的发生，下肢活动可改善血液、淋巴循环，促进大小便排泄，减少对他人的依赖，因此应大力开展这项训练。

此类患者除第8颈髓至第2胸髓节段患者所有的训练之外，应主要进行站立和治疗性步行，其中包括使用长下肢支具、助行器、双腋拐，先在步行双杠能站立平衡和行走，然后在杠外练习行走。除以上训练计划，还可做更多的训练。

（1）不同高度和距离的转移。

（2）独立完成穿衣等日常生活行为。

（3）教会患者自我训练，来保持关节的活动范围。

（4）上肢的肌力训练和肌肉量增加训练。

（5）患者长距离移动的轮椅技巧。

（6）使用站立架来进行平衡训练和肌肉张力控制训练。

（7）使用轮椅时防止患者摔倒。

（8）轮椅定向运动–耐力训练。

（9）选择三轮车–改装动力车。

（七）第1～2腰髓节段完全性损伤

这类患者上肢完全正常，躯干稳定，呼吸功能完全正常，身体耐力好，下肢大部分肌肉瘫痪。他们能进行第3～12胸髓节段损伤性患者的一切活动，能用短下肢支具（只固定踝关节）和肘拐或手杖在家中进行功能性步行，即能在家中用短下肢支具行走（距离短、速度慢），能上下楼梯，日常生活完全自理。在户外长时间活动或为了节省体力和方便仍应使用轮椅。

对患者的训练：可以让他们进行上述所有的训练，还可以进行以下训练。

（1）使用KAFO矫形器、拐杖和双杠进行功能性步行训练。

（2）使用站立架进行平衡和肌肉控制训练。

（3）训练患者用四点步态行走，这是一种很稳定的步态。

（4）练习从轮椅上独自站起。

（5）上下楼梯。

（6）身体条件优越者应练习安全地跌倒和重新爬起，这对借助支具和拐行走的患者非常重要，以免跌倒时易于损伤和倒地后不能自立爬起。

（7）其他训练同第3～12胸髓节段损伤的患者。

（八）第3腰髓至第5骶髓节段完全性损伤

这类患者上肢、躯干完全正常，双下肢有部分肌肉瘫痪，用手杖和穿高帮鞋即可达到实用步行的能力，第5腰髓节段以下损伤不用任何辅助用品亦可达到实用步行的目的。

对患者的训练：可以使用以上的所有技巧，还要进行如下的训练。

（1）因这类患者残疾程度相对较轻，康复训练主要以双下肢残存肌力为主，可利用沙袋等各种方法来提高肌力。

（2）用双拐练习四点步态。

（3）使用AFO和前臂杖进行长距离的功能性步行训练。

（4）早期的训练方法同第1～2腰髓节段损伤的患者。

总之，当患者不再需要重点监护后，他就必须学会一些运动技能，这些技能可以让他提高在床上的活动能力，提高从病床转移到轮椅的活动能力，如果有可能，还能提高其进入社区的能力或者学会如何行走。这个时期非常关键，物理治疗师应重视如何提高患者独立运动的能力。

第四节　骨折

一、锁骨骨折

锁骨是有两个弯曲的长骨，位置表浅，呈"〰"形，内侧段前凸，有胸锁乳突肌和胸大肌附着，外侧段后突，有三角肌和斜方肌附着。锁骨桥架于胸骨与肩峰之间，是肩胛带同上肢与躯干间的骨性联系。锁骨骨折是较为常见的骨损伤之一，多发生在锁骨中1/3及中外1/3处，以儿童及青壮年多见。

（一）临床表现

骨折后局部肌肉痉挛、肿胀、疼痛、压痛均较明显，可摸到移位的骨折端。患肩向内、向下、向前倾斜，患者常以健手托着患侧肘部，以减轻上肢重量牵拉，头向患侧倾斜，下颌偏向健侧，使胸锁乳突肌松弛而减少疼痛。幼年患者缺乏自诉能力且锁骨部皮下脂肪丰厚，不易触摸，尤其是青枝骨折，临床表现不明显，但在穿衣、上提其手或从腋下托起时，会因疼痛加重而啼哭。

（二）诊断要点

1.病史

有外伤史，间接暴力多见。

2.症状

锁骨部疼痛、肿胀，肩部活动受限。

3.体征

局限性压痛，纵轴叩击痛，骨擦音，畸形；合并有血管神经损伤者上肢血运、运动及感觉异常。

4.辅助检查

肩关节正位、穿胸位X线检查，必要时加照腋位和肩胛骨切位，粉碎性骨折或肩关节活动困难者可行CT三维重建，疑有血管损伤者可进行彩超检查。

（三）康复治疗

1.整复方法

患者坐位，挺胸抬头，双手叉腰，术者将膝部顶住患者背部正中，双手握其两肩外侧，向背侧徐徐牵引，使之挺胸伸肩，此时骨折移位即可复位或改善，如仍有侧方移位，可用提按手法矫正。

2.固定方法

（1）一般固定法：

①"∞"字绷带固定法：在两腋下各置棉垫，用绷带从患侧肩后经腋下，绕过肩前上方，横过背部，经对侧腋下，绕过对侧肩前上方，绕回背部至患侧腋下，包绕8～12层。包扎后，用三角巾悬吊患肢于胸前。

②双圈固定法：患者坐位，选择大小合适的纱布棉圈，分别套在患者的两肩上，胸前用布条平锁骨系于双圈上，然后在背后拉紧双圈，迫使两肩后伸，用布条分别在两圈的上下方系牢，最后在患侧腋窝部的圈外再加缠棉垫1～2个，加大肩外展，利用肩下垂之力，维持骨折对位。一般需固定4周，粉碎性骨折可延长固定至6周。大多数病例均可达骨折愈合。

（2）经皮穿针内固定：克氏针内固定创伤小，因为它允许有限的暴露和减少软组织损伤。其方法是患者取仰卧位，头旋向健侧。局麻，常规消毒铺巾。在X线电视监视下，用两指捏住锁骨内侧段。由外侧折段的骨折面进髓腔，向外打出肩部，然后将针退出折面，复位，再顺行打入。针后端形成直角，截除多余段，残端埋入皮下。在锁骨内侧3～4cm区域，其下方有重要神经、血管束，为穿针危险区。在X线电视监视下，自锁骨内侧端骨隆起处向外穿针能安全避过此危险区。但是克氏针固定不牢靠，且容易出现克氏针折弯。

3.功能锻炼

初期可做腕、肘关节屈伸活动，中后期逐渐做肩部功能锻炼，重点是肩外展和旋转运动，防止肩关节因固定时间太长而致功能受限制。当X线片显示骨折愈合时，一般在伤后6～8周，允许进行抗阻力活动和强化训练。

二、肱骨外科颈骨折

肱骨外科颈位于解剖颈下2～3cm，相当于大、小结节下缘与肱骨干的交界处，为疏松骨质和致密骨质交界处，常易发生骨折，而肱骨解剖颈很短，骨折较罕见。紧靠肱骨外科颈内侧有腋神经向后进入三角肌内，臂丛神经、腋动静脉通过腋窝，严重移位骨折时可合并神经血管损伤。

（一）临床表现

手或肘撑地，或肩部直接受暴力打击，肩部疼痛，淤肿明显，活动受限。检查见肩部肿胀或畸形，肩周压痛，有时可触及骨擦音或骨擦感，纵轴叩击痛，检查桡动脉搏动及上肢运动感觉，了解有无血管神经损伤。

（二）诊断要点

1.病史

有外伤史，间接暴力多见。

2.症状

肩部疼痛、肿胀，上臂内侧可见瘀斑，活动受限。

3.体征

局限性压痛，纵轴叩击痛，骨擦音，畸形；合并有血管神经损伤者上肢血运、运动及感觉异常。

4.辅助检查

肩关节正位、穿胸侧位（或外展侧位）X线检查，必要时加照腋位和肩胛骨切位可确定骨折类型及移位情况，粉碎性骨折或肩关节活动困难者可行CT三维重建，疑有血管损伤者可行彩超检查。

（三）康复治疗

无移位的骨折、稳定骨折，仅用三角巾悬吊患肢1～2周即可开始活动。有移位骨折需进行手法复位。合并脱位时，先整复脱位，后整复骨折。若合并有血管神经损伤者则选用手术治疗。

1.整复方法

患者坐位或卧位，一助手用布带绕过腋窝向上提拉，屈肘90°，前臂中立位，另一助手握其肘部，沿肱骨纵轴方向牵拉，纠正缩短移位，然后根据不同类型再采用不同的复位方法。

（1）外展型骨折：术者双手握骨折部，两拇指按于骨折近端的外侧，其他各指环抱骨折远端的内侧向外端提，助手同时在牵拉下内收其上臂即可复位。

（2）内收型骨折：术者两拇指压住骨折部向内推，其他四指使远端外展，助手在牵引下将上臂外展即可复位。如成角畸形过大，还可继续将上臂上举过头顶：此时术者立于患者前外侧，用两拇指推挤远端，其他四指挤按成角突出处，如有骨擦感，断端相互抵触，则表示成角畸形矫正。对合并肩关节脱位者，有些可先整复骨折，然后用手法推送肱骨头；也可先持续牵引，使肩盂间隙加大，纳入肱骨头，然后整复骨折。

2.固定方法

在助手维持牵引下，将棉垫3～4个放于骨折部的周围，短夹板放在内侧，若内收型骨折，大头垫应放在肱骨内上髁的上部；若外展型骨折，大头垫应顶住腋窝部，并在成角突起处放一平垫，三块长夹板分别放在上臂前、后、外侧，用三条扎带将夹板捆紧，然后用长布带绕过对侧腋下用棉花垫好打结。

对移位明显的内收型骨折，除夹板固定外，尚可配合皮肤牵引3周，肩关节置于外展前屈位，其角度视移位程度而定。

3.功能锻炼

初期先让患者进行握拳，屈伸肘、腕关节，舒缩上肢肌肉等活动，3周后练习肩关节各方向活动，活动范围应循序渐进，每日练习十多次。一般在4周左右即可解除外固定。后期应配合中药熏洗，以促进肩关节功能恢复。练功活动对老年患者尤为重要。

三、股骨颈骨折

由股骨头下至股骨颈基底部之间的骨折称股骨颈骨折，是老年人常见的骨折之一，尤以老年女性多见。由于老年人股骨颈骨质疏松，所以只需很小的旋转外力，就能引起骨折。老年人的股骨颈骨折几乎全由间接暴力引起，主要为外旋暴力，如平地跌倒时，下肢突然扭转等皆可引起骨折。少数青壮年的股骨颈骨折，则由强大的直接暴力导致，如车辆撞击或高处坠落等，同时常伴有多发性损伤。

（一）临床表现

老年人跌倒后髋部疼痛，不敢站立和走路，应首先想到股骨颈骨折的可能。有移位的骨折，患肢多有轻度屈髋屈膝及外旋畸形。由于远端受肌群牵引而向上移位，因而患肢变短。

髋部除有疼痛外，活动患肢时疼痛较明显。在患肢足跟部或股骨大粗隆叩击时，髋部也感疼痛。在腹股沟韧带中点的下方常有压痛。股骨颈骨折多系囊内骨折，骨折后出血不多，又有关节囊和丰厚肌群的包围，因此，外观上局部不易看到肿胀。移位骨折患者在伤后不能坐起或站立，但也有一些无移位的线状骨折或嵌插骨折患者，在伤后仍能走路或骑自行车。对这些患者要特别注意，不要因遗漏诊断而使无移位的稳定骨折变为移位的不稳定骨折。

（二）诊断要点

1.病史

患者有明显外伤史。

2.症状

髋部疼痛，髋部活动后可引起疼痛加重，有时疼痛沿大腿内侧向膝部放射。囊内骨折局部肿胀和瘀斑不明显，囊外骨折则肿胀和瘀斑比较明显。髋部功能障碍，不能站立行走，但有部分患者可以站立行走或跛行。

3.体征

腹股沟中点有明显压痛，患肢有纵轴叩击痛。有移位骨折伤肢会出现外旋、短缩，髋、膝轻度屈曲畸形。

4.辅助检查

髋关节正侧位X线照片能明确骨折类型、部位和移位情况，对治疗方法的选择有帮助。对可疑骨折，可采用CT检查，或加照健侧片对比或2周后再照片检查。

（三）康复治疗

1.整复方法

患者平卧，助手按住两侧髂嵴以固定，术者立于伤侧，面对患者，用肘弯套住患肢腘窝部，另一只手握患肢踝部，使之屈髋屈膝90°，顺势拔伸牵引。远端牵下后，伸髋至135°左右，将患肢内旋（使骨折端扣紧），并适当外展后伸直。骨折远端仍有后移者，可令助手固定骨盆，另一助手握小腿牵引患肢并稍外旋，术者以宽布带套在自己颈上并绕过患者大腿根部，做挺腰伸颈动作，纠正移位，再令助手内旋患肢。骨折处仍有向前成角者，两助手维持牵引下，术者一手扣住股骨大粗隆后侧向前端提，一手按股骨颈前方向后压。并令助手将患肢内旋，向前成角可纠正。检查复位成功与否：将患肢置于平台上或术者手掌平托患足，患肢无外旋者即为成功。

2.固定方法

对于无移位或嵌插骨折者，一般多采用患肢牵引或"丁字鞋"维持8～12周，以防止患肢外旋和内收，需3～4个月愈合。但若骨折不稳定，则在早期仍存在移位的可能，一般主张采用内固定。至于石膏外固定已很少应用，仅限于年龄较小的儿童。

3.功能锻炼

卧床期间应加强全身锻炼，鼓励患者每天做深呼吸，主动拍背助咳嗽排痰，臀部垫气圈或泡沫海绵垫，预防长期卧床并发症；同时应积极进行患肢股四头肌舒缩活动、踝关节和足趾屈伸功能锻炼，以防肌肉萎缩、关节僵直的发生。无移位骨折3个月后可扶拐步行锻炼，但不可负重太早，应根据X线照片显示骨折愈合的情况，再考虑患肢逐步负重锻炼。

四、股骨干骨折

股骨干骨折是指股骨小粗隆下5cm和髁以上5cm的股骨骨折，一般又分上1/3、中1/3、下1/3骨折，约占全身骨折的6%，青壮年多见，男性多于女性，高能量损伤所致粉碎性骨折占60%～70%。

（一）临床表现

有明显外伤史，伤后局部肿胀、疼痛，出现短缩、成角或旋转畸形，有异常活动，可扪及骨擦音。严重移位的股骨下1/3骨折，在腘窝部有巨大的血肿，小腿感觉和运动障碍，足背、胫后动脉搏动减弱或消失，末梢血液循环障碍，应考虑有血管、神经的损伤。损伤严重者，由于剧痛和出血，早期可合并创伤性休克。严重挤压伤、粉碎性骨折或多发性骨折，还可并发脂肪栓塞。

（二）诊断要点

1.病史

有明显外伤史。

2.症状

伤后骨折局部肿胀及疼痛明显，功能丧失。

3.体征

出现缩短、成角和旋转畸形，局部压痛，可扪及骨擦音，异常活动。

4.辅助检查

股骨干X线检查可显示骨折部位、类型及移位情况。

（三）康复治疗

处理股骨干骨折，应注意患者的全身情况，积极防治创伤性休克，重视对骨折的急救处理，应用简单而有效的方法给予临时固定，急速送往医院。股骨干骨折的治疗采用非手术疗法，多能获得良好的效果。但因大腿的解剖特点是肌肉丰厚，拉力较强，骨折移位的倾向力大，在采用手法复位、夹板固定的同时需配合短期的持续牵引治疗。必要时，还需切开复位内固定。

1.整复方法

患者取仰卧位，一助手固定骨盆，另一助手用双手握小腿上段，顺势拔伸，并徐徐将患肢屈髋90°、屈膝90°，沿股骨纵轴方向用力牵引，矫正重叠移位后，再按骨折不同的部位分别采用下列手法。

（1）上1/3骨折：将患肢外展，并略加外旋，然后由助手握近端向后挤按，术者握住远端由后向前端提。

（2）中1/3骨折：将患肢外展，同时以双手自断端的外侧向内挤压，然后以双手在断端前后、内外夹挤。

（3）下1/3骨折：在维持牵引下，使膝关节徐徐屈曲，并以紧挤在腘窝内的两手作支点将骨折远端向近端推迫。

若股骨干骨折重叠移位较多，手法牵引未能完全矫正时，可用返折手法矫正。若斜行、螺旋形骨折背向移位，可用回旋手法矫正，往往断端间的软组织嵌顿也随之解脱。若有侧方移位可用两手掌指合抱或两前臂相对挤压，施行端提捺正手法。

2.固定方法

对儿童、老年人及肌肉薄弱，且骨折稳定者，可单纯采用夹板固定，否则应配合牵引进行固定。

（1）夹板固定：复位后根据上1/3、中1/3、下1/3骨折不同的部位放置压垫，上1/3骨折放在近端的前方和外侧，中1/3骨折放在断端的外侧和前方，下1/3骨折放在近端的前方，再放置夹板，内侧板由腹股沟至股骨内髁，外侧板由股骨大转子至股骨外髁，前侧板由腹股沟至髌骨上缘，后侧板由臀横纹至腘窝上缘，然后用布带捆扎。

（2）垂直悬吊皮肤牵引：用于4～5岁的儿童。将双下肢用皮肤牵引向上悬吊，重量为1～2kg，要保持臀部离开床面，利用体重作对抗牵引。3～4周经X线照片有骨痂形成后，去掉牵引，开始在床上活动患肢，5～6周后负重。对儿童股骨干骨折要求对线良好，对位要求达功能复位即可，不强求解剖复位。如成角不超过10°，重叠不超过2cm，以后功能一般不受影响。

（3）水平持续皮肤牵引法：适用于5～12岁的儿童及老年患者。在膝下放软枕使膝部屈曲，用宽布带在腘窝部向上牵引，同时小腿行皮肤牵引，使两个方向的合力与股骨干纵轴成一直线，合力的牵引力为牵引重力的2倍。有时也可将患肢放在托马式架上，进行滑动牵引。牵引前可行手法复位，或利用牵引复位。

3.功能锻炼

年龄较大的儿童、成人患者的功能锻炼应从复位后第2天起，开始练习股四头肌舒缩及踝关节、跖趾关节屈伸活动。如小腿及足部出现肿胀可适当配合按摩。从第3周开始，直坐床上，用健足蹬床，以两手扶床练习抬臀使身体离开床面，以达到使髋、膝关节开始活动的目的。从第5周开始，两手拉吊杆，健足踩在床上支撑，收腹、抬臀，臀部完全离开床面，使身体、大腿与小腿成一水平线，以加大髋、膝关节活动范围。经拍片，骨折端无移位者，可从第7周开始扶床架练习站立活动。解除牵引后，在床上活动1周即可扶双拐下地做患肢不负重的步行锻炼。当骨折端有连续性骨痂时，患肢可循序渐进地增加负重。经观察证实骨折端稳定，可改用单拐。1～2周后可弃拐行走，这时再拍X线片检查，若骨折端无变化，且愈合较好，方可解除夹板固定。

第五章　小儿常见疾病康复

第一节　小儿脑性瘫痪

小儿脑性瘫痪又称小儿大脑性瘫痪，俗称脑瘫。是指从出生后一个月内脑发育尚未成熟阶段，由于非进行性脑损伤所致的以姿势各运动功能障碍为主的综合征。是小儿时期常见的中枢神经障碍综合征，病变部位在脑，累及四肢，常伴有智力缺陷、癫痫、行为异常、精神障碍及视觉、听觉、语言障碍等症状。

一、临床表现

（一）早期症状

（1）新生儿或3月婴儿易惊、啼哭不止、厌乳和睡眠困难。

（2）早期喂养、进食咀嚼、饮水、吞咽困难，以及有流涎、呼吸障碍。

（3）感觉阈值低，表现为对噪声或体位改变易惊，拥抱反射增强伴哭闹。

（4）生后不久的正常婴儿，因踏步反射影响，当直立时可见两脚交互迈步动作。3月龄时虽然可一度消退，但到了3个月仍无站立表示或迈步者，即要怀疑小儿脑瘫。

（5）过"百天"的婴儿尚不能抬头，4～5月挺腰时头仍摇摆不定。

（6）握拳：一般生后3月内婴儿可握拳不张开，如4个月仍有拇指内收，手不张开应怀疑小儿脑瘫。

（7）正常婴儿应在3~5月时看见物体会伸手抓，若5月后还不能者疑为小儿脑瘫。

（8）一般生后4~6周会笑，以后认人。痉挛型小儿脑瘫患儿表情淡漠，手足徐动型常呈愁眉苦脸的样子。

（9）肌肉松软不能翻身，动作徐缓。触摸小儿大腿内侧，或让小儿脚着床或上下跳动时，出现下肢伸展交叉。

（10）僵硬，尤其在穿衣时，上肢难穿进袖口；换尿布清洗时，大腿不易外展；擦手掌时，以及洗澡时出现四肢僵硬。婴儿不喜欢洗澡。

（11）过早发育：小儿脑瘫患儿可出现过早翻身，但是一种突然的反射性翻身，全身翻身如滚木样，而不是有意识的节段性翻身。痉挛型双瘫的婴儿，坐稳前可出现双下肢僵硬，像芭蕾舞演员那样的足尖站立。

（二）主要症状

1.运动障碍

运动自我控制能力差，严重的则双手不会抓东西，双脚不会行走，有的甚至不会翻身，不会坐起，不会站立，不会正常地咀嚼和吞咽。

2.姿势障碍

各种姿势异常，姿势的稳定性差，3个月仍不能头部竖直，习惯于偏向一侧，或者左右前后摇晃。孩子不喜欢洗澡，洗手时不易将拳头掰开。

3.智力障碍

智力正常的孩子约占1/4，智力轻度、中度不足的约占1/2，重度智力不足的约占1/4。

4.语言障碍

语言表达困难，发音不清或口吃。

5.视听觉障碍

以内斜视及对声音的节奏辨别困难最为多见。

6.生长发育障碍

矮小。

7.牙齿发育障碍

质地疏松、易折。口面功能障碍，脸部肌肉和舌部肌肉有时痉挛或不协调收缩，咀嚼和吞咽困难，口腔闭合困难以及流口水。

8.情绪和行为障碍

固执、任性、易怒、孤僻，情绪波动大，有时出现强迫、自伤、侵袭行为。

二、诊断

脑瘫的表现由于病因及分型的不同而各种各样，但早期多见脑瘫婴儿（6个月以内）的早期症状。

（一）身体发软及自发运动减少

这是肌张力低下的症状，在一个月时即可见到。如果持续4个月以上，则可诊断为重症脑损伤、智力低下或肌肉系统疾病。

（二）身体发硬

这是肌张力亢进的症状，在一个月时即可见到。如果持续4个月以上，可诊断为脑瘫。

（三）反应迟钝及叫名无反应

这是智力低下的早期表现，一般认为4个月时反应迟钝，6个月时叫名无反应，可诊断为智力低下。

（四）头围异常

头围是脑的形态发育的客观指标，脑损伤儿往往有头围异常。

（五）固定姿势

往往是由于脑损伤使肌张力异常所致，如角弓反张、蛙位、倒U字形姿势等。在生后一个月就可见到。

（六）不笑

如果2个月不能微笑、4个月不能大声笑，可诊断为智力低下。

（七）手握拳

如果4个月还不能张开，或拇指内收，尤其是一侧上肢存在，有重要诊断意义。

（八）身体扭转

3～4个月的婴儿如有身体扭转，往往提示垂体外系损伤。

（九）头不稳定

如4个月俯卧不能抬头或坐位时头不能竖直，往往是脑损伤的重要标志。

（十）斜视

3～4个月的婴儿有斜视及眼球运动不良时，可提示有脑损伤的存在。

（十一）不能伸手抓物

如4～5个月不能伸手抓物，可诊断为智力低下或脑瘫。

（十二）注视手

6个月以后仍然存在，可考虑为智力低下。有些脑损伤较轻微，在婴儿早期往往无明显症状，但在婴儿后半期（6～12个月）有明显症状。

三、针灸康复

针灸一直以来都是中国传统康复医学治疗"五迟""五软""五硬"（即小儿脑性瘫痪）等的主要疗法之一。穴位受到针刺的激发，有扶助阳气、通达经脉、上升脑户、旁振四肢的作用。因此，对于脑瘫的治疗，针灸疗法有药物无法替代的作用。最具代表性的头针具有醒脑开窍、疏通经络、运行气血的作用，可以使患儿肢体肌力和关节功能得以改善或恢复。体针用毫针刺激躯干以及四肢的穴位，通过针感的传导可以疏通经络、调和阴阳、改善肢体功能。

（一）头针疗法

1.头针法操作

（1）国标方案：额中线、顶中线、顶颞前斜线、顶旁1线、顶旁2线、颞前线、颞后线、枕下旁线。

（2）靳三针方案：

①主穴：四神针（百会穴前、后、左、右旁开1.5寸各一针）、脑三针（脑户、左右脑空）、颞三针（耳尖直上，发际上二寸为第一针，在第一针水平向前后各旁开1寸为第二、第三针）。

②配穴。智力低下：取智三针（神庭、左右本神）；语言障碍、流涎：取舌三针（上廉泉穴及其左右各旁开0.8寸）、口肌针（地仓透颊车、禾髎、迎香）；平衡障碍：取脑三针；视力障碍：取脑三针、眼三针（睛明穴上2分及正对瞳孔的上、下眼眶缘）、定神针（印堂上5分及左右阳白上5分）、面肌针（口肌针、眼肌针：四白、下眼睑、阿是穴）；听力障碍：取耳三针（听宫、听会、完骨）。

（3）焦氏头针：

①主穴：运动区、运用区、足运感区、平衡区。

②配穴。感觉障碍：取感觉区；脾胃虚弱：取舞蹈震颤控制区；听觉障碍：取晕听区；言语障碍：取言语2区、言语3区；视觉障碍：取视区。

2.针刺方法与疗程

制定一种治疗方案，或几种方案轮换操作。选用0.30mm×25mm毫针，针体与头皮成15°～30°角快速进针，刺入帽状腱膜下，以200次/分钟的频率快速捻转1～3分钟，留针30～60分钟，15～20分钟行针一次，每日1次，30次为一疗程。休息3～5天，继续下一疗程。肝肾不足型患儿主要以补法为主，泻法为辅，可以适当加大刺激强度，如孩子配合则尽量留针；脾胃虚弱型患儿则以补法为主，抑或平补平泻，不宜采用强刺激，也不宜长留针；气滞血瘀型患儿应以泻法为主，泻中有补，补泻结合。

（二）体针疗法

五迟、五软、五硬等俱为气血虚弱、肌肉痿软之症，"治痿独取阳明"，故多气多血的阳明经对治疗本病的作用尤为重大，足阳明胃经与手阳明大肠经穴均为治疗本病所必选。再结合具体的病因病机以及临床表现，选用相关经络的穴位，以毫针刺激躯体及四肢的穴位，通过针感的传导，可以达到疏通经络、调整肢体运动功能的目的。

1.体针法操作

（1）大全方案：

①主穴：躯干部主穴取大椎、肩井、肝俞、脾俞、肾俞、气海、关元、天枢、膻中；上肢部主穴取天宗、肩髃、臂臑、曲池、小海、外关、合谷、三间、后溪；下肢部主穴取髀关、承扶、环跳、委中、足三里、阴陵泉、悬钟、三阴交、解溪、太冲、太白、陷谷。

②配穴：颈软取风池、颈夹脊、天柱；上肢不遂取极泉、手三里；肩内旋取肩贞、肩髃；肘曲不伸取手三里、支正；拇指内收、握拳不放取八邪或合谷透后溪；指屈取中渚、腕骨；足下垂取承山、解溪、昆仑、太溪；足内翻取阳陵泉、昆仑、申脉、地机；足外翻取照海、太溪透昆仑；足趾拘挛取足临泣、八风；剪刀步取风市、阳陵泉、解溪；腰肌无力取命门、腰阳关。

（2）精方：

①主穴：取大椎、悬钟、足三里、合谷。

②配穴：言语障碍取通里、廉泉、金津、玉液，颈软取天柱，面瘫取颊车、下关，上肢瘫取肩髃、曲池，下肢瘫取环跳、阳陵泉，腰软取腰阳关，智力迟钝取通里，耳聋取听宫、听会。

（3）靳三针方案：

①主穴：取痿三针（上肢：合谷、曲池、尺泽；下肢：足三里、三阴交、太溪）。

②配穴：智力低下取智三针、手智针（内关、神门、劳宫）、足智针（涌泉为第一针，趾端至跟后缘连线中点为第二针，平第二针向外旁开一

指为第三针），上肢瘫痪取肩三针（正对肩峰下凹陷处及其前后各约2寸凹陷处）、手三针（曲池、外关、合谷）、手智针，下肢瘫痪取足三针（足三里、三阴交、太冲）、膝三针（膝眼、梁丘、血海）、踝三针（解溪、太溪、昆仑），语言障碍、流涎取舌三针、面肌针，平衡障碍取脑三针，视力障碍取脑三针、眼三针、定神针，听力障碍：取耳三针，竖颈困难取颈三针（天柱、百劳、大抒），腰肌无力：取腰三针（肾俞、大肠俞、委中），肩胛带内收取肩三针、背三针（大抒、风门、肺俞），癫痫取痫三针（内关、申脉、照海），脾胃虚弱、消化不良取胃三针（中脘、内关、足三里）、肠三针（天枢、关元、上巨虚），肝肾不足型取阳三针（关元、气海、肾俞），脾胃虚弱型取阴三针（关元、归来、三阴交），气滞血瘀型取筋三针（肝俞、足三里、三阴交）。

（4）经验方案：

①主穴：百会、风府、大椎、陶道、身柱、至阳、筋缩、脊中、悬枢、命门、腰阳关。

②配穴。下肢瘫：取环跳、殷门、委中、髀关、阳陵泉、解溪、三阴交、足三里、承山、太溪、华佗夹脊穴；上肢瘫：取肩三针、外关、曲池、手三里、合谷、华佗夹脊穴；肘屈曲：取曲池、手三里、尺泽；腕掌屈：取阳池、阳溪；拇指内收：取三间透后溪与合谷透后溪两组交替；尖足：取解溪；足外翻：取照海、商丘；足内翻：取申脉、丘墟；剪刀步：取髀关、阳陵泉、风市、阳陵泉两组交替；癫痫发作时：取针刺人中、内关、水沟、百会、涌泉；智力低下：取智三针、四神聪；听力障碍：取听宫、听会、耳门、肾俞；语言障碍、语言謇涩：取通里、廉泉、金津、玉液。

2.针刺方法与疗程

（1）针刺方法：采用0.35mm×25mm毫针，多用直刺，每针均要求得气，体针留针30～60分钟，每间隔15～20分钟运针1次，患儿可在家长或医务人员保护下活动（主动活动或被动运动），小儿针刺不可过深，留针时间宜短。每日1次，连续6日，休息1日，连续1个月为一疗程。休息5～7天进行下一疗程。

（2）将循经取穴与辨证取穴相结合：①腧穴有主次之分，施术也有先后之别。②主穴应每次必取，而且重点施术。③配穴酌情选用。

（3）针刺手法：根据患儿证型，按"虚则补之，实则泻之"的原则施以手法。肝肾不足型患儿主要以补法为主，可以适当加大刺激强度，如患儿配合则尽量留针；脾胃虚弱型患儿则以平补平泻手法为主，不宜采用强刺激，也不宜留针；气滞血瘀型患儿则以泻法为主，适度刺激，可留针。

（三）耳针法

1.选穴

（1）主穴：交感、神门、脑干、枕、肾、脾、皮质下、心、肝、肾上腺、小肠、胃。

（2）配穴：

①上肢瘫痪取肩、肘、腕、指。

②下肢瘫痪取髋、膝、踝、跟。

2.操作

（1）寻找反应点：可用探针、火柴头、针柄按压，有压痛处即为反应点。也可用测定耳部皮肤电阻（耳穴探测仪）的方法，其皮肤电阻降低，导电量明显增高处即为反应点，反应点就是针刺的部位。

（2）消毒：用75%酒精，或先用20%碘酒，后用75%酒精脱碘。

（3）针刺：根据需要选用0.5寸短柄毫针或用特定之图钉型揿针。毫针进针时以左手固定耳郭，右手进针。进针深度以穿破软骨但不透过对侧皮肤为度。目前临床也可用磁石、菜籽、王不留行等作压迫刺激。多数患儿针刺后，局部有疼痛或热胀感；少数患儿有酸、重甚至有特殊之凉、麻、热等感觉沿经络线放射传导，一般有这些感觉者疗效较好。

（4）出针：出针后用消毒干棉球压迫针孔，防止出血。必要时再涂以酒精或碘酒，预防感染。

（5）疗程：每次选用4～6穴，用毫针刺入，每次留针20～30分钟或用王不留行籽贴压，每日按压刺激2～3次，每日1次或隔日1次，10次为一个疗程，休息3～5天后，进行下一疗程。

3.注意事项

（1）严密消毒，预防感染，耳郭冻伤或有炎症的部位禁针。若见针眼发红，患儿又觉耳部胀痛，可能有轻度感染时，应及时用2%碘酒涂擦，或口服消炎药。

（2）耳针也可发生晕针，需注意预防处理。

（3）进针后待耳郭充血发热后，宜嘱其适当活动患部，或对患儿肢体进行按摩，可增加疗效。

（四）穴位注射法

穴位注射，是在穴位中进行药物注射，通过针刺和药液对穴位的刺激及药理作用，从而调整机体功能，改善病理状态的一种治疗方法。

1.选穴

风池、大椎、肾俞、曲池、手三里、足三里、阳陵泉、承山、合谷等。

另注：一般可以参考体针选穴。

2.操作

（1）常用药物：根据病情需要，选用各种供肌内注射的中西药物。常用的有5%～10%葡萄糖溶液、生理盐水、胎盘组织液、维生素B_1、B_{12}及当归、川芎、灯盏花素注射液、神经节苷脂、脑活素等多种中西药注射液。

（2）操作方法：根据注射部位的具体情况和药量的不同，选择合适的注射器和针头。常规消毒局部皮肤后，将针头按照毫针法的角度和方向的要求迅速进入皮下或肌层的一定深度，并上下提插出现针感后，若回抽无血，即可将药物注入。因药物及注射部位不同而有差异，如四肢及腰部肌肉丰厚处，可注入药液可达5～10mL，而头面及耳部等处，一般只注入0.3～0.5mL；中药浸出液可注入1～2mL；其他药物，以原药物剂量的1/5～1/2为宜。每次选2～3穴，每日或隔日注射1次，30次为一疗程。休息7～10天后，进行下一疗程。

3.注意事项

（1）一般药液不宜注入关节腔、脊髓腔和血管内，这些药液误入关节腔，可引起关节红肿、发热、疼痛等反应。误入脊髓腔，有损害脊髓的可能。

（2）在主要神经干通过的部位做穴位注射时，应注意避开神经干，或浅刺以不达到神经干所在的深度为宜。如针尖触到神经干，患者有触电感，要稍退针，然后再注入药物，以免损伤神经。

（3）注射躯干部不能过深，防止刺伤内脏。

（五）灸法

灸法是用艾绒为主要材料制成的艾炷或艾条点燃以后，在体表的一定部位熏灼，给人体以温热性刺激以防治疾病的一种疗法，也是针灸学的一个重要组成部分。《灵枢·官能》篇指出："针所不为，灸之所宜。"《医学入门》也说，凡病"药之不及，针之不到，必须灸之"。均说明灸法可以弥补针刺之不足。

1.选穴

（1）主穴：百会、四神聪、足三里、三阴交。

（2）配穴：

①上肢瘫：取曲池、外关。

②下肢瘫：取阳陵泉。

③颈软：取大椎。

④腰软：取肾俞、腰阳关。

⑤肘部拘急：取手三里、支正。

⑥剪刀步：取风市、阳陵泉、悬钟。

⑦肝肾不足型：取肝俞、肾俞。

⑧脾胃虚弱型：取曲池、外关、合谷、脾俞、中脘、关元。

⑨气滞血瘀型：取大椎、悬钟。

2.操作

（1）艾条灸：艾条是取艾绒24g，平铺在26cm长，20cm宽，质地柔软疏松而又坚韧的桑皮纸上，将其卷成直径约1.5cm的圆柱形封口而成。也可在艾绒中掺入其他药物粉末，称药条。药条处方：肉桂、干姜、丁香、木香、独活、细辛、白芷、雄黄、苍术、没药、乳香、川椒各等分，研为细末，每支药条在艾绒中掺药6g。患儿仰卧，艾条火头距离穴位3cm左右进行熏烤，使火力温和缓慢透入穴下深层，皮肤有温热舒适而无灼痛感。每穴灸10～15分钟，至皮肤稍起红晕即可。每日1次，10～12天为一个疗程。休息5～7天后，进行下一疗程。

（2）艾炷灸：将纯净的艾绒放在平板上，用手指搓捏成圆锥形状，称为艾炷。每燃烧一个艾炷称为一壮。将施灸穴位涂敷少许凡士林油以黏附艾炷，放小艾炷点燃，皮肤感到灼痛时即扫除艾炷，更换新的续灸，连灸3～7壮，穴下皮肤充血红晕为度。隔日一次，7～10天为一个疗程。休息5～7天后，进行下一疗程。

（3）艾炷隔姜灸：穴上放厚约2mm的姜片，中穿数孔，姜片上放艾炷，每次选3～5穴，每穴灸3～10壮，每日或隔日1次，7～10天为一个疗程。休息3～5天后，进行下一疗程。

3.灸后的处理

施灸后，局部皮肤出现微红灼热的，属正常现象，无须处理，很快即可自行消失。如因施灸过量，时间过长，局部出现小水泡，只要注意不擦破，可任其自然吸收。如水泡较大，可用消毒毫针刺破水泡，放出水液，或用注射器抽出水液，再涂以甲紫，并以纱布包裹。如因护理不当并发感染，灸疮脓液呈黄绿色或有渗血现象者，可用消炎药膏或玉红膏涂敷。

（六）手针疗法

手针法是针刺手部的一些特定穴位，以治疗疾病的一种方法。将其用于治疗小儿脑性瘫痪是近年来新开展的方法。手针法具有通经活络，调整脏腑功能的作用，可用于治疗病因复杂的小儿脑性瘫痪疾病，有针感强、反应大、取穴少、透穴多，留针时间短等优点。

1.选穴

（1）主穴：取肩点（在示指掌指关节桡侧赤白肉际处），踝点（在拇指掌指关节桡侧赤白肉际处），脊柱点（在小指掌指关节尺侧赤白肉际处），坐骨神经点（在第四、五掌指关节间，靠近第四掌指关节处），腰腿点在手背腕横纹前1.5寸，第二伸指肌腱桡侧，第四伸指肌腱尺侧处。

（2）配穴：

①视力障碍：取眼点（拇指指关节尺侧赤白肉际）。

②颈软：取颈项点（在手背面，第二掌指关节尺侧缘）。

③上肢运动障碍、咀嚼肌无力：取后头点（在小指第一指关节尺侧赤白肉际处）。

④癫痫：取胸痛点（在拇指指关节桡侧赤白肉际）。

⑤踝关节固位不好：取足跟痛点（在胃肠点与大陵穴连线的中点）。

⑥消化不良：取腹泻点（在手背第三、四掌指关节间上1寸）。

⑦肝肾不足型：取肝点（在掌面，无名指第一指关节横纹中点）、肾点（在掌面，小指第二指关节横纹中点处）。

⑧脾胃虚弱型：取脾点（在掌面，拇指指关节横纹中点）、胃肠点（在劳宫穴与大陵穴连线的中点处）。

⑨气滞血瘀型：取心点（在掌面，中指第二指关节横纹中点）、肺点（在掌面，无名指第二指关节横纹中点）。

2.操作

用28～30号的0.5～1寸毫针直刺或斜刺进针，一般可刺0.3～0.5寸，用中强刺激，留针3～5分钟。每日或隔日针刺1次，10天为一疗程，休息2～4天后，进行下一疗程。

（1）手针疗法感应比较强，故治疗前须向患儿充分说明，防止晕针。

（2）手针法针尖宜入肌腱和掌骨之间，不可伤及骨膜。

（3）手针刺腰腿点时，针与皮肤表面呈15°～30°角，针尖向掌侧面，从伸指肌腱和掌骨之间刺入，深0.5～0.8寸。

（4）手针法的选穴常选取对侧手部的相应穴位，左病选右侧穴，右病选左侧穴。

（七）足针疗法

足针法是针刺足部的一些特定穴位，以治疗疾病的一种方法，具有疏通经络、行气活血以及调整脏腑功能的作用。近年来用于治疗小儿脑性瘫痪，有针感适宜、反应大、取穴少、透穴多、留针时间短等优点。

1.选穴

（1）主穴：5号穴（在足底后缘的中点直上4寸，外旁开3cm），15号穴（在踝关节横纹中点下5分两旁的凹陷处），18号穴（在足背，第一跖骨底内前凹陷中），30号穴（昆仑穴直上1寸处）。

（2）配穴：

①视听障碍、语言障碍：取2号穴（在足底后缘的中点直上6cm，内旁开2cm处）。

②癫痫：取7号穴（在足底后缘的中点直上5寸，外旁开2cm）、8号穴（在足底后缘的中点直上9cm，外旁开2cm）、27号穴（在太白穴与公孙穴连线的中点处）。

③消化不良：取6号穴（在足底后缘的中点，直上5寸，内旁开2cm处）、9号穴（在第三趾与第二趾间后4寸处）、10号穴（在涌泉穴内旁开1寸处）、19号穴（在足背二、三趾间后3寸处）。

④竖颈不好：取20号穴（在足背三、四趾间后1寸处）。

⑤上肢功能障碍：取11号穴（在涌泉外旁开2寸处）。

⑥下肢运动障碍：取21号穴（在足背四、五趾间后五分处）。

⑦流涎：取12号穴（在足底第三趾与第二趾间后1寸处）、13号穴（在足底小趾横纹中点外1寸处）。

2.操作

用26～28号毫针直刺或斜刺，深0.5～1.5寸，留10～15分钟。每日或隔日针刺1次，10天为一疗程，休息2～4天后，进行下一疗程。

（1）足针疗法感应比较强，治疗前须向患儿充分说明，以防止发生晕针。

（2）沿骨缘斜刺时，注意不要损伤骨膜；足部特别要注意消毒，防止发生感染。

（3）捻针时，让患儿活动或按摩患处。

（4）左侧病取左侧穴，右侧病取右侧穴，两侧病取双侧穴。

（八）电针疗法

针灸电针治疗可促进脑电活动和神经递质分泌，有激活其他脑细胞的代偿功能的作用，头皮针电针对大脑皮质功能有调节、改善和促进代偿的作用，从而使临床症状和体征得到改善。体针电针对调节肌肉的电生理活动等起到非常好的双向调节作用。电针疗法对脑瘫患儿的恢复较单纯针灸具有更为显著的作用。

1.选穴

参考头针法、体针法。

2.针刺方法与疗程

（1）头针操作：选用0.30mm×25mm毫针，针体与头皮呈15°～30°角快速进针，刺入帽状腱膜下，以200次/分钟的频率快速捻转，运针1～3分钟后，接通电针，运动区为1组，平衡区为1组，舞蹈震颤区为1组，运用区为1组，将导线连接在每组穴位的两针柄上，采用疏波治疗，每日1次，每次20分钟，30次为1疗程。休息3～5天后，进行下一疗程。

（2）体针操作：选用0.35mm×25mm毫针，按所选穴位确定进针角度、刺入深度、补泻手法等常规操作后接通电针。上肢部与上肢部的穴位按经络循行接为1组，下肢部与下肢部的穴位按经络循行接为1组，躯干部的穴位与躯干部的穴位按经络循行接为1组，将导线连接在每组穴位的两针柄上，采用疏波治疗，每日1次，每次30分钟，30次为1疗程。休息3～5天后，进行下一疗程。

（九）穴位磁疗

穴位磁疗是应用磁场作用于人体穴位以治疗疾病的一种疗法。穴位磁疗是以磁头对准穴位表面或磁片贴敷穴位进行治疗，因而无创伤、无痛苦，易于被患儿及家长接受。只需几块不同规格的磁片，若妥善保存可以反复应用，这种简便易行、经济节约的治疗方式也为更多的患儿提供了长期治疗的保证。同时又安全可靠，节省时间。

1.选穴

参考体针法。

2.操作

（1）静磁法：

①用胶布将直径5～20mm的磁片（常用圆形磁片，厚度一般为1.5～6mm），直接贴敷在穴位或痛点上，开始磁疗时应用小剂量（或称低磁场），即每片磁片的表面磁场强度20～100mT。当磁疗效果不明显同时又没有不良反应时，可以适当增加磁疗剂量，由小剂量进入到中等剂量（或称中磁场），即每片磁片的表面磁场强度为100～200mT。或用磁珠贴敷于耳穴。如患儿皮肤对胶布过敏，或磁片较大，用胶布不易固定，或因出汗、洗澡、贴敷磁片有困难，或需长期贴敷磁片时，可将磁片放到衣服口袋中，或缝到内衣、衬裤、鞋、帽内，或根据磁片的大小和穴位所在的部位缝制专用口袋，将磁片装进口袋，然后穿戴到身上，使穴位接受磁场的作用。

②头颈部及胸部一般宜用小剂量，或者磁疗开始阶段应用小剂量，如效果不明显又无不良反应时，可适当增加磁疗剂量。背部、腹部及四肢等处用中等剂量。对于软组织厚的大腿、臀部，必要时可用大剂量。

③磁疗疗程：每个疗程一般为20天左右。必要时，在患儿能够耐受的情况下可以适当延长，每个疗程2～3个月。

（2）耳磁法：即将磁珠或小磁片用胶布贴敷在耳穴上，使磁场作用于耳郭穴位。耳穴的选取与耳针疗法相同，每次选用2～4个穴位。此时选用的磁珠的表面磁场强度20～50mT，小磁片的表面磁场强度可达100mT以上。一般每次贴敷一侧耳郭，3～5天后贴敷另一侧耳郭穴位。每个疗程为15～30天。此外，也可根据同性相斥、异性相吸的原理，将两个不同极性的小磁片对置于耳郭的前后，小磁片便可互相吸附在耳郭上，此时选用的小磁片的表面磁场强度一般为200mT左右。

3.注意事项

（1）磁疗时必须在2天内复诊，因为不良反应大部分在2天内出现。不良反应可有心慌、心悸、恶心、呕吐、一过性呼吸困难、嗜睡、乏力、头晕、低热等。如反应轻微且能坚持者，可继续治疗；若反应严重、不能坚持者，应停止治疗。

（2）如患儿平时白细胞数较低（如在4.0×10^9/L左右），在磁疗中应定期复查血常规。当白细胞计数较前更为减少时，应停止治疗。

（3）当磁片贴敷时间较长时，由于汗液浸渍，可使磁片生锈，因此在磁片和皮肤之间应放一层隔垫物，以免磁片或铁锈刺激皮肤。

（4）下列病证禁用：①白细胞总数在3.5×10^9/L以下；②急性严重疾患，如急性心肌梗死、急腹症、出血、脱水等；③体质极度衰弱、高热；④皮肤破溃处；⑤安装有心脏起搏器；⑥磁疗后不良反应明显。

四、运动康复训练

（一）头部控制能力训练

正常小儿的发育顺序都是从头到脚，因此，头部的控制能力是所有动作开始的基础，头部能抬起，并维持在身体的正中线上，才能使身体得到平衡，进一步控制躯干和腰部的伸展，再发展到四肢的活动能力。脑性瘫痪的儿童头、颈、躯干经常出现一些不正常的动作模式，只有将这些动作控制住，患儿的发育才有机会趋向正常。

1.痉挛型

治疗师将患儿置于仰卧位，再将双手放在患儿头部的两侧，把患儿颈部向上方位置水平位，并用双前臂将患儿的双肩向下压，以增加向上的拉力，然后用双手抓住患儿的肘关节，将患儿手臂抬高并外翻位置成坐位，这样可促进患儿的抬起。

2.不随意运动型

治疗师将患儿置于仰卧位，再用双手抓住患儿的肘关节，将患儿双上肢伸展并内旋，然后稍稍往下压，以增加稳定性。再慢慢将患儿拉成坐位。这样可促进患儿的头保持直立抬高面向前。

3.弛缓型

治疗师用双手抓住患儿的双肩，并用双手拇指在患儿胸前施加压力以增加支持力。同时其余四指将肩关节做内收动作，这样可以给患儿较大的稳定性以协助抬头，并保持在身体正中位。

4.其他

若配合康复训练器械、音乐、玩具等，以听、看、玩的方式训练效果更好。让患儿以手膝位趴在高度适合的滚筒上，用带声响的玩具在其前方逗引他，使患儿头部上下左右地看，还可让患儿趴在治疗球上，双手玩玩具，也能促进其头的抬起。

（二）翻身训练

1.反射式的翻身

先将患儿头转向欲翻向的一侧，治疗师用一手紧紧固定患儿下颚，另一手在患儿胸骨中部往下压，同时双手用力给予推向胸前对侧的力，这样患儿的躯干旋转带动骨盆诱发出反射式的翻身动作。

2.腿部控制式翻身

治疗师双手分别握住患儿的踝关节，首先使欲翻向侧的下肢伸展并外展，另一侧下肢屈曲并内收，内旋转到对侧。这样由于双下肢的旋转，带动上身翻转至对侧，就完成了腿部控制式翻身。

3.手臂控制式翻身

治疗师用一手握住患儿一侧的腕关节，并使这侧上肢先伸展，外展，继而再内收、内旋横跨身体到对侧。治疗师可在患儿翻转过程中用另一只手在肩部给予一定帮助。由于手臂的翻转，头、躯干、下肢就会自然随上肢的旋转而翻到对侧。

4.头部控制式翻身

治疗师用双手将患儿头部抬高并前屈，然后向对侧轻轻转动。这样患儿的肩、躯干、下肢会自然被带动而翻转过去。在进行这个动作时，一定要小心，注意防止患儿颈部扭伤。

（三）坐位保持训练

当患儿的头部可以保持抬起，并在身体正中位时，躯干的控制能力也较好，就可以开始进行坐位保持的训练。

1.痉挛型

治疗师首先使患儿髋关节屈曲后再坐下，坐下后治疗师用双手将患儿双下肢外展，外旋，并使其躯干前弯以促进髋关节充分屈曲，最后再将患儿膝关节伸展。这时治疗师要不断用语言提示患儿学习独自向前弯腰，以保持坐位。

2.不随意运动型

治疗师必须先将患儿的双下肢并拢且屈曲于胸前，再用双侧做内收、内旋动作，这样可以使患儿双手能支撑在身体两侧维持坐位。

3.弛缓型

治疗师在患儿坐下时，用一手在其腰骶部施加向下的压力，并用双手大拇指压放在脊柱两旁，给予固定的支持力，以促进头及躯干的伸展，以维持坐位。

（四）坐位平衡训练

坐位平衡的训练，必须以坐位保持稳定为基础。坐位平衡的训练可选择椅坐位、端坐位或长坐位进行。

1.椅坐位时的训练

取一高度适中的椅子让患儿坐在上面，体前放置高度适中的桌子。让患儿双手放在桌子上，双肘关节伸展。治疗师要让患儿学会不要躯干前倾以免跌倒，而不要用约束带将他绑起来。在回答问题时，让患儿举一只手表示他知道答案，另一只手则用来固定身体维持平衡。在唱歌敲节奏、拍手、模仿小动物时，让患儿举起双手，这有助于促进他的坐位平衡的提高。

2.端坐位时的训练

患儿端坐于床边，双足平放在地上，待患儿坐稳后，治疗师可将其向前后左右推动，让患儿学会在动态中保持平衡。注意给予的推动力应由小到大，患儿可以承受。

3.长坐位时的训练

在长坐位进行平衡训练时，可配合一些作业活动。可增加患儿的兴趣及提高配合能力。待患儿在长坐位坐稳后，治疗师令其用一手持笔在身体前的调色盘中蘸上颜料，涂到体侧墙上的白纸上面，这样通过躯干旋转，重心的移动，让患儿学会维持平衡。这时患儿手的运动幅度较小，高度很低。随着平衡能力的提高，可适当增加作业活动的难度。治疗师可令患儿将与身体不同方向、不同高度的玩具拿到体前或体侧。最好的方法是与治疗师一起进行投接球游戏，最后是平衡板上训练。

（五）爬行训练

爬行运动是直立运动的基础，脑性瘫痪进行爬行训练，不仅能改善上下肢的运动功能，而且可使患儿的上下肢动作变得协调，运动和姿势显得更对称。爬行训练的基本条件是患儿在俯卧位时抬头和双上肢负重。爬行训练可分为以下四个阶段进行：

1.手膝跪位保持阶段

让患儿取手膝跪位，注意其双上肢要充分伸展支撑在地面上。双下肢屈曲，头自然抬起，此时若用玩具在前面逗他，他的上身也会伸展而抬起，头跟着玩具的移动而左右转动。但是许多脑性瘫痪患儿不能独自保持这个姿势，需要治疗师给予不同程度的辅助。

对于双重性偏瘫的患儿，双上肢的支撑能力都较弱，此时治疗师应在其双肘关节处给予向前、向下的压力，以增加其双上肢的支撑能力。

单侧瘫的患儿可用健侧承受大部分体重，而不会将重心移到患侧。治疗师应在适当支持患侧的同时，有意让患儿用健手跨过患侧，将患侧玩具拿到健侧去玩。

对于双瘫的患儿，常因髋、膝关节过度屈曲而习惯将臀部坐在小腿上，有时即使能保持手膝位，由于缺乏平衡能力，只要重心稍有变化，肌张力增高，患儿将无法维持平衡。此时治疗师用双手控制患儿骨盆并轻轻上提给予辅助。

对于四肢瘫痪的患儿不能独自维持这个姿势，此时治疗师应在患儿胸下垫长木给予辅助。

2.重心转移的模拟爬行阶段

这一阶段治疗师可将小球左右交替地放在患儿左右手旁，以使患儿左右手交替抬起将手边小球掷出。待其双上肢交替运动非常协调后，再进行双下肢交替运动，最后进行四肢的交替协调运动。

3.辅助爬行阶段

治疗师用双手控制患儿骨盆，将腰部两侧交替轻轻上提，并推进，这样有助于患儿爬行；用双手控制患儿踝关节，并在治疗师"左右，左右"的口令引导下向前推进；还可利用爬行训练器进行训练。

4.独自爬行阶段

患儿刚开始独自爬行时，可能会以左手左脚、右手右脚的方式进行，渐渐地随着熟练程度的提高，就会变为左手右脚的交替方式，姿势也会更自然，也就越爬越轻松。

（六）足踝支撑训练

1.俯卧位足趾支撑训练

患儿俯卧于治疗床上，肘支撑位，头抬起，下肢伸直。治疗师于患儿足端，使患儿踝关节和足趾背屈，足趾掌面支撑床面，治疗师可适当从足跟处向足趾方向施加压力，训练支撑能力。

2.仰卧位足底支撑训练

患儿仰卧于治疗床上，治疗师于患儿足端协助患儿足背屈，然后屈髋屈膝，使患儿足底平放于床面上，治疗师可适当从膝盖向足底方向施压，训练足底支撑能力。

3.侧卧位足外侧支撑训练

患儿侧卧于治疗床上，下侧躯体伸直，上侧上肢自由活动，上侧下肢屈髋屈膝，髋内旋，足支撑于床面，足外侧着地为主，治疗师从膝盖向足底方向施压训练足外侧支撑能力。

4.坐位全足支撑训练

在各种各样的坐位姿势上，特别是在坐位上进行身体重心的前移，可使部分体重向足部负荷，患儿坐在小椅子或圆柱上，屈髋屈膝，双足放平在地面上，通过圆柱的滚动可使患儿身体前倾诱发体重向足底的负荷，或者从膝盖方向向足底施压训练其支撑能力。可调节椅子的高度和屈膝的角度训练足部不同部位的支撑能力。

（七）膝关节控制能力训练

1.仰卧位膝关节支撑能力训练

患儿仰卧于治疗床上，下肢伸直，治疗师位于患儿足端，使患儿屈髋90°，下肢垂直于床面，治疗师用手背屈踝关节，从足底向髋关节方向施压，训练膝关节支撑能力，施压力度要适当，以不引起屈膝动作产生为准。

2.球上膝关节支撑能力训练

患儿髋部以上俯卧于球上，双脚着地，双腿伸直，膝盖顶住球，治疗师于患儿头端控制患儿髋部及肩部，向足的方向推动球，对膝关节产生压力，训练膝关节支撑能力。

3.膝关节伸膝能力训练

患儿髋部以上俯卧于球上，双脚着地，双膝微弯，大腿顶住球，治疗师于患儿头端控制患儿髋部及肩部，向球的方向推动，带动膝关节产生伸膝动作，训练抗重力伸膝能力。训练要逐步从被动向患儿主动伸膝过渡，也可在患儿肩部给予适当阻力以训练伸膝能力。

（八）髋关节控制能力训练

1.髋关节直立控制能力训练

患儿取膝立位，治疗师立于患儿前方，协助骨盆稳定，嘱患儿双手放于治疗师肩上，逐步减少对患儿骨盆的协助，训练其髋关节支撑能力，待患儿能维持直立姿势时再逐步减少患儿手对治疗师肩的扶持，最后完成独立的膝立位支撑。

2.髋关节前屈控制能力训练

患儿膝立位，治疗师面向患儿也取膝坐位，患儿两上肢外旋位两手分别放于治疗师两肩上。治疗师对患儿的髋关节与腹部进行叩击使患儿身体向后方倾斜，叩击手法要轻，叩击方向是在腹部从下方向上方叩击，在髋关节部则是从上方向下方叩击，边叩击边轻轻向后推患儿的身体，使患儿身体向后倾斜，然后再使患儿恢复到直立的膝立位。返回直立的膝立位的活动尽可能让患儿自主进行，治疗师可在臀部给予协助。

3.髋关节侧屈控制能力训练

治疗师伸腿坐位，患儿面向治疗师两膝分开跪立于治疗师腿的两侧（治疗师腿上骑跨的膝立位）。治疗师的下肢固定住患儿负荷体重侧的下肢，给患儿以稳定性。叩击患儿身体的侧后方出现躯干的侧屈与回旋、叩击侧下肢外展并外旋、头部的屈曲与回旋、被刺激侧上肢向刺激侧伸展。同时调整叩击力度和部位还可促进保护性伸展反射的训练。

4.髋关节后伸控制能力训练

患儿膝立位，患儿两上肢伸直扶于面前的墙上或治疗床上，治疗师跪于患儿身后，治疗师对患儿的臀部与腰部进行叩击使患儿身体向前方倾斜，叩击手法要轻，叩击方向是在腰部从下方向上方叩击，在臀部则是从上方向下方叩击，边叩击边轻轻向前轻推患儿的身体，使患儿身体向前倾斜，然后再使患儿恢复到直立的膝立位。返回直立的膝立位的活动尽可能让患儿自主进行，治疗师可在髋部予以协助。

5.髋关节旋转控制能力训练

患儿膝立位，治疗师在患儿背后方，用双手扶住患儿骨盆的两侧，让患儿尽可能立直，使骨盆保持在功能位位置，然后诱导患儿进行骨盆的旋转训练，并施加适当的阻力，令髋部作抗阻力运动。在骨盆回旋训练过程中，双足跟不能离地。

第二节　小儿肌性斜颈

肌斜颈（先天性肌斜颈、原发性肌斜颈）是一侧胸锁乳突肌挛缩而致头颈部偏向患侧，颜面部转向健侧，下颌中转向健侧肩部，颈部活动受限的一种小儿常见病。以婴儿多见，学龄前儿则少见。应早期抓紧时间治疗，否则早期得不到合理治疗，随年龄增长，畸形越来越明显，引起面部及头颅不对称。患侧腮及眼裂变小，甚至出现胸椎弯曲的代偿性改变。将对患儿心身、工作、婚姻等带来很大影响。

一、临床表现

肌性斜颈症状是头部歪斜，还会伴随着头颅前后径变小以及面部不对称。同时会伴随着颈部出现包块。

二、诊断

（一）诊断要点

（1）有难产史。

（2）出生1周后见胸锁乳突肌有梭形或椭圆形肿块，无压痛，可随肌肉移动，局部颜色正常。

（3）头向患侧倾斜，面部转向健侧。患儿手足及其他部位均活动正常。X线检查无阳性发现。

（二）鉴别诊断

1.颈椎畸形

虽同样有斜颈症状，但X线片显示畸形，且无肿块可及。

2.肌痉挛

为一过性肌肉挛缩（多见于年长儿），可致斜颈，很快自愈。

3.证候辨别辨轻重

（1）轻症：生后1～2周发现胸锁乳突肌上出现卵圆形、大小不等肿物，无红肿及压痛，可随肌肉活动。头部偏向患侧，面部稍向健侧。颈部活动受限，经手法治疗，可恢复。

（2）重症：面部及头颅不对称，患侧腮及眼裂变小，甚至出现胸椎弯曲的代偿性改变，经手法治疗恢复慢或在1年左右不能恢复，建议外科治疗。

三、康复治疗

（一）治疗原则

活血化瘀，改善局部血液循环，促进血肿及肌挛缩的吸收恢复。

（二）分证论治

1.血肿期

婴儿出生1周至数周，可见头偏向一侧，可以用手纠正，但松手又照样倾斜，在这期间内可发现颈部有卵圆形、质地较硬、方向与胸锁乳突肌一致的肿块，无红肿、压痛，可随肌肉移动。晚期可有一侧枕部扁平。

（1）症状分析：由于出生时一侧胸锁乳突肌受产道或产钳挤压造成局部血瘀气滞，气血运行受阻，故产生肿块不化。另外，宫内胎头位置不良，或胎头偏向一侧，血流受阻，引起气滞血瘀，发生缺血性纤维病变（宫内发生），因各种原因而致局部挛缩。

（2）治则：活血化瘀，通经活络。

（3）处方：手法治疗。

（4）按揉法：令家长给患儿解衣领、扣、带，仰卧位，头低于肩，暴露患侧，双手固定儿两肩部。医者左手固定患儿头部，右手拇指或中、示指及无名指并拢，以指螺纹面（根据患儿大小选几个指面）按揉胸锁乳突肌，一般从乳突按揉到胸骨柄附着点，可以单向也可来回双向按揉1～2分钟；再从乳突起按揉到锁骨附着点1～3分钟。这时一般应达到肌肉松软、肌肤温热，继续在肿块上按揉，力量要由轻到重，再由重到轻，力求深透而均匀，不能损伤皮肤，以免损伤后长时间不能恢复而耽误治疗，且易再次损伤。这段时间要3～5分钟，使局部松软且有温热感为宜（下面用扳拉法一起交代）。

2.挛缩期

出生后2周左右，一侧出现硬块或条索状物，有的个别似弹弦感，少数患儿在胸锁乳突肌附着点周围有骨疣样改变物，若不及时治疗或治疗不当，将会影响颜面部及眼裂变小，头颅或颜面不对称，个别患儿有代偿性胸椎侧凸。

（1）症状分析：由于血肿机化，形成挛缩致胸锁乳突肌处如条索状或骨疣样改变；由于挛缩的肌肉牵拉，造成适应性畸形及颜面部不对称或胸椎侧凸。

（2）治则：软坚消结，纠正畸形。

（3）手法治疗：继活血化瘀、通经活络治疗后，弹拨、捉拿、扳拉、旋转、擦法等具体如下。

按揉胸锁乳突肌及条索状物、硬块、骨疣物，手法由轻到重，由重到轻，反复进行。但手法比血肿期要重，时间要长。继用拇指端或偏锋插入肿块或条索状物间进行分离，或从条索周边向里插，达到分离的作用。总之，在肿块、条索、骨疣上下功夫，每处2～3分钟，待局部皮肤发热、肌肉松软为度。变软或温热后再做局部提拿。

（4）提拿：即右手拇指和余四指，对拿挛缩的胸锁乳突肌或条索或肿块、骨疣物，分别拿起拉长、放下，再提起，反复操作3～5次，再用拇、食指弹拨胸锁乳突肌，使其肌肉放松、拉长。

（5）弹拨：即用右手拇指在胸锁乳突肌及周围，再以垂直肌肉方向弹拨胸锁乳突肌，引其向左右方向拨动或用其余四指和拇指拨动。

（6）再行扳拉：令家属双手固定患儿双肩，同时用与医者用力方向相反的力拉住；医者用左手固定小儿肩部，同时向外用力推，右手固定患儿头部，双手同时反方向用力向外分推，即拉胸锁乳突肌使其延长。然后，医者用双手抱小儿头部向患侧用力，使小儿患侧颜面部及头尽力向患侧肩部倾斜和尽量使患儿的患侧颜面侧屈4～5次。继用转头，医者双手抱小儿头部两侧，使其面颈部向左右侧屈，下颌向患侧外上方抬高，做7～8次，再向患侧变小的颜面及耳周围搓热，促进血液循环加快（搓擦到局部发热为宜）。最后，擦搓背部斜方肌、冈上肌、冈下肌等，拿肩井结束。

一次治疗时间不能太长，尤其按揉胸锁乳突肌时间太长会影响血运。一般10～15分钟，重者15～20分钟，每日1～2次。

第三节　智力障碍

　　"智力障碍"一词在不同领域有多种表述，医学界多用精神发育迟滞，学界多称智力障碍、智力落后、智力残疾、智力低下、智障者、智能不足等。智力障碍的出现既有先天遗传因素，又有后天致病因素，一般按照障碍程度轻重可分为五级。由于具有大脑损伤，智障儿童在生理、认知、社会性发展等方面表现出各种问题。障碍程度越重，其发展不足表现越明显。因此，智障儿童的康复服务受到重视，也呈现出广阔的发展空间。

一、智力低下的分级

　　按照智力水平及适应性行为水平来分级，分级标准以智力水平为主，分为轻度、中度、重度和极重度四级。

　　（一）轻度智力低下

　　（1）智商在50～69，心理年龄9～12岁。

　　（2）学习成绩差（在普通学校中学习时常不及格或留级）或工作能力差（只能完成较简单的手工劳动）。

　　（3）能自理生活。

　　（4）无明显言语障碍，但对语言的理解和使用能力有不同程度的延迟。

　　（二）中度智力低下

　　（1）智商在34～49，心理年龄6～9岁。

　　（2）不能适应普通学校学习，可进行个位数的加、减法计算；可从事简单劳动，但质量低、效率差。

　　（3）可学会自理简单生活，但需督促、帮助。

（4）可掌握简单生活用语，但词汇贫乏。

（三）重度智力低下

（1）智商在20～40，心理年龄3～6岁。

（2）表现显著的运动损害或其他相关的缺陷，不能学习和劳动。

（3）生活不能自理。

（4）言语功能严重受损，不能进行有效的语言交流。

（四）极重度智力低下

（1）智商在20以下，心理年龄约在3岁以下。

（2）社会功能完全丧失，不会逃避危险。

（3）生活完全不能自理，大小便失禁。

（4）言语功能丧失。

二、诊断标准

智力障碍的诊断标准一直是沿用美国智力与发展障碍协会和美国精神病学会出版的《精神障碍诊断与统计手册》。我国在参考其基础上一般采用以下三条标准。

第一，智力功能显著低下，在个别施测的标准化智力测验中，其智商（IQ）在70以下。

第二，有适应行为方面的缺损或障碍，即在下列十项技能中至少有两项存在缺损或障碍：沟通、生活自理、居家生活、社交技能、社区利用、自我管理、功能性学业技能、工作、休闲活动、健康与安全。

第三，在18岁之前发病。

三、康复治疗

（一）物理治疗

相对于智力正常儿童而言，智力低下儿童的运动系统发育较好。但智力低下儿童在发育早期主要表现为大运动发育较同龄儿童有不同程度的落后，同时其保护性伸展反应、平衡反应、运动协调性等也常常落后于同龄儿童。因此，物理疗法也是必要的，尤其是在发育早期。

评估智力低下儿童的大运动发育水平及运动障碍对其进行针对性的训练，从而改善其运动发育落后状况。

（二）作业治疗

训练的主要目的在于提高智力低下儿童的精细动作、操作的灵巧性以及生活自理能力。通过日常生活动作的训练，如进食、更衣、书写等，提高其生活自理能力，从而提高其适应能力。

（三）言语治疗

言语康复治疗是建立在系统的语言能力评估基础之上的。根据诊断结果和所确定的语言功能异常类别，确定康复目标，选择合适的康复内容和康复手段进行干预，并及时监控康复训练的效果。针对特殊儿童，其中包括智力低下儿童的言语康复的5个阶段如下。

1.前语言能力训练

前语言时期指智力低下儿童能说出第一个有意义的单词之前的那段时期。此阶段语言康复的目的是帮助其积累充分的语音表象以及发展学习语言所必需的一般能力。

康复的内容包括：①诱导儿童产生无意识交流；②训练其通过不同音调、音强和音长的哭叫声或眼神向外界表达他们的生理需要和情感；③培养听觉敏锐度，使其对语音敏感，关注主要照顾者的言语声，能辨别一些语调、语气和音色的变化；④引导发出一些单音节，逐渐发出连续的音节；⑤培养交际倾向，对成人的声音刺激能给予动作反馈，初步习得一些最基本的交际规则；⑥能理解一些表达具体概念的词。

在这一阶段，儿童可能达到的语言或与语言相关的一般认知目标或参考认知目标：①发展视觉和听觉注意能力，包括对词语的注意；②发展对语音的感知能力，对知觉信号的理解能力；③提高语音识别能力和发音水平；④

发展有意识交流能力以及对因果关系的感知。

2.词语的理解与表达能力训练

此阶段训练的主要目的是将其所了解的以及想要表达的内容转化成简单的语言符号（词语），并用言语的方式表达出来。同时，通过词汇训练帮助其扩大词汇量，学习多种类别的词语，加深对常用词汇的词义理解。

康复的主要内容：学习常见名词（如有关称谓、人体部位、食物、衣物、餐具、洗漱用品、玩具和常见动物、交通工具等名词）和常见动词（如有关肢体动作、常见活动的动词）。训练时，康复师应充分考虑儿童的需求、兴趣及能力水平，选择适当词汇，反复给予刺激；引导儿童理解简单语言，激发其表达语言的兴趣，鼓励其多用口语形式来回答问题。

在这一阶段，儿童可能达到的语言或与语言相关的一般认知目标或参考认知目标：①发展语言理解能力，能在一些语音和实体之间建立联系；②发展核心词汇，继续扩充词汇量，并增加词语的种类；③能够表达简单的单、双音节词语，并结合手势和环境来交流；④增加对各种符号的理解。

3.词组的理解与表达能力训练

此阶段语言康复的主要内容：①在掌握一定数量常见词语的基础上，学习一些简单的词组形式，包括动宾词组、主谓词组、偏正词组、并列词组、介宾词组五类；②对所学词组进行表达训练；③对一些难学词语进行拓展训练；④让基础较好的儿童进一步学习较难的词组结构。

该康复训练的目标是让儿童掌握一些生活中的常见词组，初步认识词组成分间的语义关系，能够用两个或两个以上的词顺畅地与人交流（包括口语与非口语交流形式）。

在这一阶段儿童可能达到的语言或与语言相关的一般认知目标或参考认知目标：①继续扩充词汇量，并增加词语的种类；②语音逐渐稳定，能发出大部分母语的语音；③学习基本的语法结构，如并列关系和主谓关系等，逐步发展常见的句法结构；④学习简单的语义关系；⑤提高语言的探索能力。

4.句子的理解与表达能力训练

此阶段康复的主要目的是：通过对儿童进行日常语言中的常见句式和常见语句的康复训练，帮助他们一定程度上理解语义之间的关系，进一步熟悉汉语的语法结构，如基本句式和常见句型的语法结构等，让其习得一定的句子表达模式，提高语言理解和表达能力。

此阶段的主要康复内容：①学习主谓（宾）的基本句式；②学习较难词组形式；③学习把字句、被字句、是字句、比较句、给字句、方所句和主谓谓语句等常用句式；④进行句式练习和句子成分的替代训练；⑤对决定句子结构的某些抽象词（如被、把、是、给和比等）进行拓展训练；⑥对所学句式进行表达训练。

在这一阶段，儿童可能达到的语言或与语言相关的一般认知目标或参考认知目标：①掌握基本句式结构和常见句型；②发展超过"这里和现在"事件的理解能力；③能理解部分抽象词语；④发展儿童之间自发模仿和相互交谈的行为；⑤能在生活和游戏中使用语言；⑥能使用简单和复杂的句子结构，能扩展符合基本语法规则的句子。

5.短文的理解与表达能力训练

此阶段主要目标是通过这些训练，将先前所学的词语、词组和句子综合地运用，不断加深和巩固对词义和语法结构的认识，在此基础上，提升儿童的语用能力，教导儿童如何表达问候、如何提要求、如何描述事件等。

该阶段的主要康复内容：①学习有两个或两个以上从句的较复杂句子；②学习用正确的方式实现句子之间的过渡；③学习用两个或多个句子连贯地表达事件或传达意图；④学习用一个或多个句群较连贯和完整地表达自己的意图。

在这一阶段，儿童可能达到的语言或与语言相关的一般认知目标或参考认知目标：①掌握大部分的语法知识；②增加复杂语法结构的理解和使用功能；③有限地理解词语之间的抽象关系，有较丰富的语义知识；④在语法结构和语义知识的基础上建立语言体系；⑤发展阅读和书写技能；⑥能知道如何用语言表达问候、提要求、描述事件等。

（四）感觉统合训练

感觉统合理论是由美国南加州大学临床心理学专家爱尔丝博士在1972年创立，是机体在环境内有效利用自己的感官，从环境中获得不同感觉通路的信息（视觉、听觉、味觉、嗅觉、触觉、前庭觉和本体觉等），输入大脑，大脑对输入信息进行加工处理（解释、比较、增强、抑制、联系、统一等），并做出适应性反应的能力。

感觉统合训练是指基于儿童的神经需要，引导对感觉刺激做适当反应的训练，训练内容包含了前庭（包括重力与运动）、本体感觉（包括肌肉与感觉）及触觉等多感官刺激的全身运动，其目的不在于增强运动技能，而是改善中枢神经系统处理及组织感觉刺激的能力。在训练中同时给予儿童前庭、肌肉、关节、皮肤触摸、视、听、嗅等多种刺激，并将这些刺激与运动相结合。

（五）特殊教育

特殊教育是智力低下儿童的主要康复训练手段。教育应该由教师、家长、治疗师等共同参与及实施。根据智力低下儿童病情严重程度的不同，按照正常儿童的发育有目的、有计划、有步骤地开展针对性的教育，重点在于将日常生活情境融入其中。教育的最终目的是提高智力低下儿童生活自理能力的水平，尽可能减少其参与学校、参与社会的受限程度。

（1）轻度智力低下儿童：可以在特殊学校接受教育，也可以在普通学校随班就读。循序渐进地训练其日常生活技能、基本劳动能力、回避危险和处理紧急事件的能力。这部分儿童的训练目标是：日常生活基本自理，成年后回归正常人的生活。

（2）中度智力低下儿童：部分可以在特殊学校接受教育。训练重点：生活自理能力和部分社会适应能力。训练目标：掌握简单的卫生习惯和基本生活能力，可以表达基本需求和愿望。

（3）重度智力低下儿童：主要是训练其基本生活能力，尽可能减少陪护人员的工作。

（4）极重度智力低下儿童：几乎无法接受相关训练。

（六）针灸治疗

1.体针

（1）取穴。主穴：①肾俞、三阴交、脾俞、中脘、气海、绝骨、命门；②四透。配穴：阴虚阳亏、虚风内动加太冲、合谷；面白无华、肢体瘫痪加足三里、阳陵泉透阴陵泉、曲池透少海、外关；痴呆加心俞、通里、神门、丰隆；失语加哑门、廉泉；耳聋加听富、耳门；目盲加睛明、阳白、四白；吞咽困难加天突、人迎、风府；流涎加地仓、颊车、合谷。

（2）操作：主穴每次任选1组，二组交替轮用，再结合具体证情，选加配穴。进针得气后，予以徐疾补泻手法，根据患儿配合情况，留针1～10分钟。其中太冲、合谷宜用泻法，紧提慢按，再用补法，紧按慢提，分别运针2分钟，再留针。余穴均用补中有泻之法，即先进针至天部（浅部1／3处），紧按慢提数下，得气后插至地部（相应针的深度），紧提慢按数次，留针15～20分钟，其中按上述方法运针3次。睛明穴宜缓缓进针，深度达1寸左右。每日或隔日1次，15次为一疗程，休息2～3日，继续下一疗程。

2.穴位注射

（1）取穴。主穴：①哑门、肾俞；②风池、足三里；③大椎、内关。配穴：上肢瘫痪加肩髃、臂臑、曲池、外关、尺泽、合谷；下肢瘫痪加环跳、殷门、委中、髀关、阳陵泉、血海、昆仑、解溪；咀嚼吞咽困难加上廉泉、合谷、颊车、翳风；语言障碍加上廉泉、通里；视力障碍加承泣、球后；听力障碍加耳门、翳风；多动、扭转症状加身柱、筋缩、命门。

（2）操作：采用醋谷胺注射液、吡拉西坦注射液、复方麝香注射液、维生素B_1注射液。眼部用维生素B_{12}注射液（0.1mg／1mL）或眼宁注射液。药量根据病情需要、注射部位、药物的性质与浓度而定。每穴注入0.3～2毫升不等。头面及肌肉浅薄处药量宜少；四肢及腰背部肌肉丰厚处宜多。隔日1次，10次为一疗程，休息7～10天，继续下一疗程。一般要求坚持三个疗程。

3.头针

（1）取穴。主穴：运动区、语言区、精神情感区。配穴：哑门、百会、神庭。

精神情感区位置：在血管舒缩区和胸腔区之间，平行于前后正中线，左右旁开各2厘米，进针至胸腔区的上点。

（2）操作：取250mg醋谷胺注射液和20mg呋喃维生素B₁注射液各1支，混合后，用5号齿科针头沿皮下刺入，进针约4厘米，然后边推药边缓缓退出针头。每穴注药1mL，拔出针头后局部按压20分钟，防止出血，并在6个小时后热敷，促进药液吸收，每日或隔日1次，10次为一疗程，间隔3天，120次为一总疗程。病情严重者要求治疗2～3个总疗程。

参考文献

[1]肖芳，程汝梅，黄海霞，贾风玲.护理学理论与护理技能[M].哈尔滨：黑龙江科学技术出版社，2022.

[2]安旭姝，曲晓菊，郑秋华.实用护理理论与实践[M].北京：化学工业出版社，2022.

[3]周小娅，张瑜，臧小琴.新编重症护理理论与实务[M].兰州：兰州大学出版社，2022.

[4]王红霞，张艳艳，武静，胡翼南，肖静.基础护理理论与专科实践[M].成都：四川科学技术出版社，2022.

[5]付仲霞，张新梅，白静.新编儿科护理理论与实务[M].兰州：兰州大学出版社，2022.

[6]段霞，曾莉，姜金霞.临床急危重症护理理论与实践[M].北京：人民卫生出版社，2022.

[7]李红芳，王晓芳，相云，傅玮，石新燕.护理学理论基础与护理实践[M].哈尔滨：黑龙江科学技术出版社，2022.

[8]翟丽丽，李虹，张晓琴.现代护理学理论与临床实践[M].北京：中国纺织出版社，2022.

[9]张新庆，刘奇.护理伦理学[M].5版.北京：中国协和医科大学出版社，2022.

[10]秦寒枝.临床医用管道护理手册[M].中国科学技术大学出版社，2022.

[11]任丽，孙守艳，薛丽.常见疾病护理技术与实践研究[M].西安：陕西科学技术出版社，2022.

[12]张艳婷.临床康复护理实践[M].沈阳：辽宁科学技术出版社，2022.

[13]张春虹.康复护理[M].4版.北京：科学出版社，2022.

[14]朱燕.儿科疾病护理与健康指导[M].成都：四川科学技术出版社，2022.

[15]张文华，韩瑞英，刘国才，张金梅，张良梅.护理学规范与临床实践[M].哈尔滨：黑龙江科学技术出版社，2022.

[16]宁宁、陈佳丽、李玲利.骨科加速康复护理实践[M].北京：科学出版社，2022.

[17]王虹.实用临床护理指南[M].天津：天津科学技术出版社，2020.

[18]刘越.实用康复治疗与操作技巧[M].开封：河南大学出版社，2020.

[19]张捷.脑卒中针灸康复诊疗[M].太原：山西科学技术出版社，2020.

[20]寇建琼，刘庆芬.突发公共卫生事件应急处置护理手册[M].昆明：云南科技出版社，2022.

态系统、语言生态对策、语言生态接触、语言生态规范、语言生态变异等，作者承前启后，分别对它们的内涵和外延做了界说。在此基础上，作者又对语言生态和语言生态学的一般理论问题给出了自己的解答。绪论部分专门就语言生态学的学科性质、学科定位、学科任务、研究方法等进行阐述，其余各章分别就语言生态的含义及其与语言资源、语言接触、语言人、语言国策、语言态度、语言运用等概念间的联系和区别一一做了解析。而这一体系的基本框架则是由一个语言生态内系统加一个语言生态外系统构成。第二章描绘了内系统的各种构成要素及其种种联系和一般规律，第三到第八章则面对复杂错综的外部构成因素，大局着眼，纲举目张，着力构建了一个语言生态外部系统，第九章是两个案例分析，从微观入手，运用语言生态学的理论和方法，审视两位作家关于口语和书面语关系、关于网络语言现状的观点和态度，并借作家之口进一步呼唤保护和重视语言生态。

《引论》在理论上的创新主要有三个大的方面：一是关于语言生态系统的特征、分类、一般规律等的论说；二是关于语言生态接触的原因、类型、趋向等的论述；三是关于语言生态与语言人、语言国策、语言态度、语言运用、生态文明等的互动关系和关联规律等的阐发。如关于语言生态内系统，《引论》不但分析总结了这一系统所具有的原生性、谱系性、平等性、变异性和自我调节性等特征，而且将其区分为自然系统和人为系统，对作为语言生态学主要关注内容的各种人为系统做了重点分析，此外，归纳阐发了语言生态内系统运作的一般规律：平衡规律、调节规律、补偿规律、再生规律等。

三、语言研究的示范和启迪

广艺先生是勤奋的、执着的，更是敏锐的、务实的。他说："作为一介书生，需做两件事，一曰多读书，读好书，以陶冶自己；二曰多写书，写好书，以感化他人。"（《引论》第339页）说来容易做来难，30多年，他却一直坚持了下来，无论面对怎样的诱惑纷扰，无论身处怎样的繁忙艰难，他都矢志不渝，淡泊名利，从未放弃"作为一介书生"的本色和追求，那种精神，那份成就，令我辈由衷钦敬！

同样令人感佩和深省的，还有他在学术研究中一直延续的那份较真、敏锐和"接地气"，在研究中始终关注社会现实环境，关注人们的语言生活，不断挑战新课题的勇气和担当。正如他在解释为什么写作本书时，特别提到的那样："语言生态学是一门关注社会实际问题的学科"，"语言生态问题是一个世界性的课题，研究这个问题和生态文明建设息息相关，和我们人类所运用的多种多样的、各具特征的语言息息相关，虽然语言生态学的理论体系尚不完善，但在这块开垦的不够的土地上进行耕耘更有学术意义"。(《引论》第10–11页)

如果再联系他在学术研究中走过的"变异修辞——语境适应——语言和谐——语言生态"的"一串足迹"做一番审视，则更能读解他在研究中坚守的这样一种难能可贵的社会责任感和学术理念："一门学科如果不把它与社会紧密联系在一起，如果不及时地发现并解决社会中的实际问题，仅仅把它当作'象牙之塔'中自我愉悦的玩偶，即使它被自己鼓吹得天花乱坠，也是劳而无功的。"(《引论》第6页)他也的确是这样做的，从变异修辞手段研究起步，到语境适应规律的探索，再到语言和谐问题的思辨，延及当下的语言生态系统的拓荒，不难看出，他的语言研究一直延续着鲜明的语用特色和紧密的逻辑联系：发挥自身的研究专长，贴近学术前沿，侧重语用，侧重语言和社会的联系。

（本文载台湾《中文》杂志2013第4期，作者段曹林系海南师范大学文学院教授）